32614956R00043

Printed in Poland
by Amazon Fulfillment
Poland Sp. z o.o., Wrocław

W0465794

Andreas Bachmann

Traducción de Rosa Montserrat Ferré

VIDA SIN VACUNAS

Experiencias de familias de niños no vacunados

Ilustración de
Alena Ryazanova
(ralena2005@gmail.com)

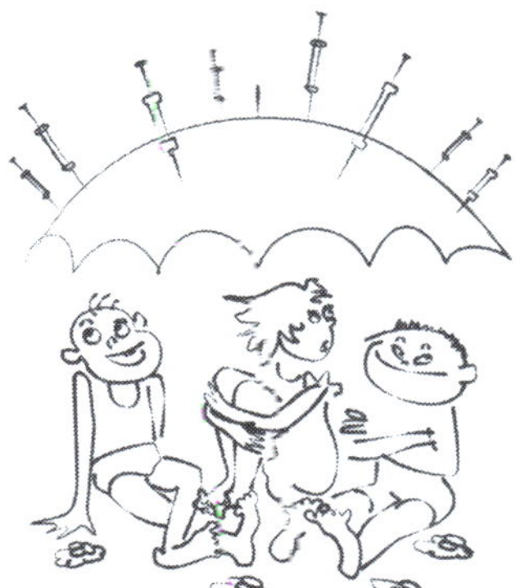

Las informaciones de este libro no han de sustituir una consulta personal ante su médico o su naturópata. Este libro tiene por objeto preguntarse muy críticamente sobre el sentido de las vacunas para llegar a tomar una decisión bajo su propia responsabilidad.

1ª edición

Copyright © 2013 Andreas Bachmair

www.impfschaden.info, www.vaccineinjury.info

Todos los derechos reservados.

La reproducción total o parcial de este libro no autorizada por el editor vulnera derechos reservados.

Cualquier utilización debe ser previamente concertada.

ISBN: 978-1490543642

"Quien quiere llegar al manantial,
ha de nadar contra la corriente"

Herman Hesse

Agradecimiento

Mi mayor agradecimiento va dirigido a todas las familias, las cuales con su aportación personal han colaborado en este libro. Y también los muchos miles de familias que han tomado parte en la encuesta del estado de salud de los niños no vacunados.

Agradezco a Alena Ryazanova sus lindas ilustraciones y, a pesar de la lejana distancia con Siberia, su colaboración sin problemas.

Muchas gracias también a Andreas Ruttkamp por su asistencia y asesoramiento de la página www.impfschaden.info y www.vaccineinjury.info y por haber hecho posible la realización y conversión de la encuesta.

Agradezco también a Sebastian Lentz por sus numerosas sugerencias, propuestas e ideas sobre este libro.

Quisiera, además, dar las gracias a Victoria Bingham por su compromiso y trabajo y, a Claudia Kaya por su traducción de las historias americanas.

Quisiera agradecer a Rosa Montserrat por su colaboración y por la traducción de VIDA SIN VACUNAS. Con ello ha hecho posible que todo el mundo de habla hispánica sepa cómo de sanos crecen los niños que no han sido vacunados.

Y gracias, especialmente a mi familia, de la cual durante un tiempo agotador he abusado de ella, frecuentemente más de lo que era necesario, durante la edición de este libro y del libro en inglés.

Índice

Prólogo I

"Las vacunas forman parte de las medidas más efectivas e importantes de la medicina preventiva. Los modernos serums vacunales se toleran bien, efectos indeseados permanentes o crónicos graves se han observado muy raras veces. El objetivo inmediato de las vacunas es proteger a los vacunados de una enfermedad contagiosa."

STIKO (Recomendaciones vacunales de la comisión vacunal permanente)

En todo el mundo, los laboratorios intentan como una maratón, introducir nuevas vacunas en el mercado, sin posibilidad de tiempo para elaborar estudios. Cada año aumenta la lista de nuevas recomendaciones vacunales.

Parece ser que cada vez es más fácil introducir distintos materiales, procedentes de agentes patógenos o gérmenes, en soluciones inyectables y tan pronto como es posible administrarlo al bebé o niño pequeño, para protegerlo contra graves enfermedades.

¿Se ha equivocado nuestro sistema inmunitario? Tiene ya muchos millones de años de desarrollo para que un organismo tan complejo como el humano pueda protegerse de los ataques enemigos del mundo de los microbios. ¿Puede ser posible con técnicas de laboratorio que a principios del siglo XXI este complicado sistema inmunitario optimice su función con vacunas?

¿De qué forma somos testigos de esta temática cada día en nuestros consultorios? Los padres, a través de propaganda por correo y por los medios de comunicación son consecuentemente requeridos a vacunar. Los pediatras están amenazados con sanciones en caso de no atender las recomendaciones vacunales. Los críticos vacunales frecuentemente actúan de una forma dogmática evitando la discusión con una forma de actuar no diferenciada.

La literatura que circula muestra el Pro y el Contra de forma unidireccional.

El sistema inmunitario se ha adaptado a las condiciones cambiantes del hombre lo cual ha posibilitado su desarrollo a través de millones de años. Pero no obstante en las últimas décadas aparecen cada vez más defectos muy serios en el sistema inmunitario de las personas. Pacientes que sufren reacciones alérgicas y defectos inmunitarios, forman parte mientras tanto de un considerable tanto por ciento de las estadísticas de enfermos. Se trata de pacientes con enfermedades sencillas como alergia al polen y Neurodermitis hasta graves como Colitis ulcerosa, Esclerosis múltiple y desde hace un par de años también la MCS, sensibilidad o pérdida de tolerancia inducida a los productos químicos (Multiple Chemische Sensibility).

¿Significa esto que el hombre reacciona de una forma alérgica a la vida, a sí mismo? ¿Es la causa la genética heredada, las influencias del medio ambiente, la forma de vivir, la alimentación, el estrés,...?

Es un hecho que las enfermedades agudas se tratan rápidamente, en corto espacio de tiempo la mayoría de niños se curan o recuperan con medicamentos. Raras veces los niños tienen fiebre o enfermedades infantiles, gracias a la inmunización y a la gran cantidad de antibióticos. En cambio, las enfermedades crónicas sólo se pueden controlar, pero no curar. A través de los años se han de aplicar cada vez medicamentos más fuertes, con los consiguientes efectos secundarios.

Según mi opinión, las personas enferman primariamente por tres motivos: En primer lugar hay el carácter hereditario, en segundo lugar nuestro medio ambiente y en tercera posición la opresión, represión u ocultación de vivencias negativas. El carácter hereditario o genética no es fácilmente influenciable, lleva consigo nuestra predisposición, la cual a través de terapias de eliminación de síntomas se activa. Las enfermedades agudas como las enfermedades infantiles y las infecciones agudas en la niñez son frecuentemente un intento del complejo sistema inmunitario para eliminar predisposiciones por sí mismo. En cambio, la eliminación de síntomas en enfermedades agudas provoca todo lo contrario.

Si el paciente con una enfermedad crónica desarrolla nuevamente la capacidad de generar enfermedades agudas, el proceso de su enfermedad crónica no aparecerá más o sólo en una forma debilitada. Alégrense ante una infección. Su sistema inmunitario está activo y se defiende. Lastimosamente los ya enfermos crónicos no presentan ninguna enfermedad aguda más, sólo brotes agudos de su ya cronificada enfermedad.

Vayamos ahora hasta la segunda mitad del siglo XIX: Entonces habían numerosas ideas y teorías (pero sin fundamento científico) en la manera de considerar el origen de las enfermedades. Por lo general había dos teorías, una vino de la dirección hipocrática, la cual defendía que la enfermedad era generada por un medio corporal defectuoso (la teoría o precepto de los jugos) y la segunda representaba la opinión moderna, que las enfermedades venían de fuera (teoría de los microbios).

La forma de pensar de la medicina antigua defendía que las enfermedades alteran el medio de las personas y por ello, alteran sustancias propias del organismo desequilibrándolo y enfermándolo. Por ello las enfermedades tendrían su origen en el interior del organismo.

Entonces, la segunda forma de considerar las enfermedades manifestaba que los microbios desde fuera se introducían en el organismo y cada uno según su forma de actuar causaba una sola enfermedad determinada. No se forman en el interior del organismo, buscan sólo un hospedaje y dentro de él se reproducen. Con ello, las enfermedades tenían su origen en el exterior del organismo a través de gérmenes. La deducción lógica fue que el conservar alejados los gérmenes del organismo mantendría al hombre libre de enfermedades.

Esto parece ser que aún hoy es uno de los obstáculos más enraizados e insuperables de la forma de pensar de la ciencia. Una parte defiende la opinión de cuanta más inmunidad a través de las vacunas se genere, más sanos y resistentes estaremos. La otra parte, la mayoría en dirección de la medicina naturista, advierte que un organismo sano genera por sí mismo inmunidad natural, la cual gracias a su medio sano evita que los gérmenes encuentren un lugar adecuado para que se multipliquen patológicamente.

¿Altera el medio al germen, o el germen al medio? Yo pienso, cada uno de nosotros sabe, que un manzano sano también genera manzanas sanas y un árbol débil, por ejemplo, si está en un lugar inadecuado, más fácil será que desarrolle microorganismos y por ello se desarrollen frutas enfermas. Estos organismos generadores de enfermedades los encontramos seguramente también en los árboles sanos, pero en un medio sano la población de gérmenes se mantiene inactiva y no le hace nada al árbol.

El hecho es también evidente, las epidemias siempre aparecen bajo determinadas condiciones, las cuales favorecen su aparición. Por ejemplo, es un hecho que en tiempos de alimentación suficiente, higiene razonable y paz, no hay epidemias de difteria. Igualmente y también conocido es que los gérmenes de la tuberculosis y el cólera aparecen siempre en casos de guerra, catástrofes naturales y estados relacionados con estos procesos.

Por ello, todo es correcto siempre y al mismo tiempo también falso, según la forma de considerarlo de unos o el método científico escogido. Háganse su propia opinión.

¿Qué pasa pues ahora con personas que no han sido vacunadas, tienen en realidad una posibilidad de supervivencia en los tiempos actuales, los hay realmente y como es que no están o muy poco vacunados? Se sorprenderán al saber lo que nos cuentan.

Muchas gracias al autor que ha coleccionado los informes y ha tenido la valentía de ponerlos a nuestra disposición en forma de libro.

Andreas Hundseder

Biografía: Formación en Homeopatía en las escuelas de George Vithoulkas y Alfons Geukens. Largos años de trabajo como docente y supervisor. Autor de libros. Desde hace 23 años como Naturópata con consultorio propio en Augsburg. www.audesapere-augsburg.de

Prólogo II

Tiempos de verdad y de cambios

Ciertos sectores de la Pediatría española y de la Administración echan en cara a nuestras familias la inconsciencia en la decisión de no vacunar, nos culpan por nuestra actitud adoptada, nos dicen que somos malos padres e incluso nos tachan de asesinos.

Esta situación viene creada desde hace siglos por la creencia de los licenciados en esta técnica transmitida por la Universidad española como inmejorable e incuestionable.

Hace unas décadas, fuera de los centros del conocimiento oficial, las madres y padres recibimos una formación superior que nos permitió acceder al conocimiento extraoficial de una manera fiable y cotidiana, de tal manera que las familias españolas estamos, en la actualidad, bien documentadas e informadas, cosa que no puede decirse de los licenciados de este país.

Hoy en día ya es conocido por el sector social que pide un cambio profundo en las estructuras económicas del país que esta técnica médica bicentenaria, denominada vacuna, que surgió no para proteger a las poblaciones sino para engañarlas y tenerlas aparentemente protegidas, sea históricamente revisada y cuestionada por los grandes fallos cometidos a lo largo de los doscientos años de existencia.

Continuamente las Administraciones han ido silenciando todos los acontecimientos negativos por ella producidos, además ha ido promoviendo la investigación en este campo y ha ido encareciendo el producto final.

Son cada vez más confirmados aspectos de las vacunas como su ineficacia, su inseguridad, su toxicidad, su colateralidad y su negocio. Debido a estos sucesos se ha producido entre la población una gran desconfianza y una intensa interpelación a los pediatras en las consultas diarias.

Ni las vacunas disminuyeron las epidemias, ni nunca estuvieron exentas de peligros, ni nunca fueron composiciones seguras. Nunca produjeron la inmunidad de grupo. Es decir, se trató de un fármaco experimental que nunca llegó a cumplir sus objetivos iniciales.

Por lo tanto, cuando no utilizamos las vacunas no tenemos que hacer nada más para estimular nuestra inmunidad porque ella es el termómetro de la Humanidad.

Cuanto más equilibrada, más justa y equitativa está la Humanidad, mejor funciona nuestra Inmunidad Infecciosa de grupo y nuestra salud Comunitaria.

Todos estos aspectos han sido aprendidos por las familias del mundo que cuestionan las vacunas, las obligadas y las vacunaciones masivas.

Nuestro compañero Andreas Bachmair nos muestra en su libro los testimonios de madres y padres que han ido dejando y abandonando la filosofía vacunal y vacunalista.

Estos relatos suponen para el mundo un posicionamiento claro y decidido de familias que han dado el paso definitivo para actuar y pensar de otra manera.

Es un libro que nos llega en el momento oportuno para abandonar en el camino esa filosofía que afirma que gracias a los fármacos vivimos mejor y más tiempo.

Son, y han sido siempre, tiempos de cambio y de renovación.

Xavier Uriarte (Médico)

Presidente Liga por la Libertad de Vacunación (LLV), info@vacunacionlibre.org

Introducción

En los últimos años la cantidad de niños no vacunados ha aumentado considerablemente en todo el mundo. Anteriormente era sólo una minoría la que se manifestaba contra las vacunas (a menudo los motivos eran religiosos o ideológicos), actualmente en todos los niveles de población se encuentran padres que no permiten que se vacune a sus hijos. Se estima, como máximo, entre el 0'5 al 1% de niños en Alemania que no están vacunados, en EEUU la proporción es de menos del 0'5%.

La decisión de no vacunar a su hijo no se toma, la mayoría de las veces, espontáneamente, sino que es un proceso que requiere un largo tiempo. Se han de sopesar muchos argumentos, hojear cantidades enormes de literatura, consultar páginas de Internet relevantes por su contenido, mantener conversaciones con el médico de cabecera o/y pediatra, con amigos y con otras familias para poder hacerse una opinión propia. El médico reaccionará por norma, a menos que se trate de un antropósofo, homeópata o naturista, apoyando las vacunas que oficialmente se vienen recomendando. Por otro lado, se reflexiona, si sólo se vacuna contra lo más importante, por lo que uno se cuestiona cuáles son las vacunas importantes. Si uno se interesa intensivamente por el tema, aparece el interrogante de si en general se ha de vacunar. ¿Qué pasa si uno no vacuna? Tendrían sentido sostener conversaciones con otras familias cuyos niños no han sido vacunados. Es problemático, no obstante, como se ve en las cifras más arriba indicadas, que hay niños y personas que no han sido vacunados en absoluto, pero es difícil dar con ellos.

¿Cómo de sanos están los niños que no se han vacunado? ¿Cuál es la diferencia de salud en comparación con los niños vacunados? Investigaciones científicas sobre el estado de salud de niños no vacunados casi que no hay (¡con un buen motivo!).

Para llevar un poco de luz a esta temática tan oscura, a finales del 2010 www.impfschaden.info y www.vaccineinjury.info promovieron una encuesta sobre el estado de salud de niños (y adultos) no vacunados. Hasta setiembre 2013 habían participado 17.500 personas de todo el mundo. El resultado de la encuesta (ver anexo al final) muestra muy claramente la gran y grave diferencia entre niños vacunados (como comparación se utilizaron los datos del estudio KIGGS) y no vacunados. En esta encuesta se trata sobre todo sobre la aparición de determinadas enfermedades, como por ejemplo: Alergias, Fiebre del heno, Asma, pero también se pidió información sobre enfermedades neurológicas y autoinmunes.

Lo que no se puede ver en los resultados de esta encuesta, son las historias personales que hay detrás de cada dato. El motivo que ha conducido a estas familias a no vacunar a sus hijos o no continuar vacunando, el miedo al principio de vivir con esta decisión, la confrontación de los padres con su entorno, con la familia, los amigos, la escuela, los organismos oficiales y los médicos. ¿Cómo les va a los niños con la no-vacunación? ¿Qué salud tienen estos niños? ¿Cuál es la diferencia con los hermanos vacunados? ¿Cómo es su relación con las enfermedades? ¿Qué pasa cuando hay una herida?

Las respuestas a estas preguntas las encontrarán en los siguientes informes de vivencias. Los informes o reportajes que no se han abreviado y no se habían editado son originales de los informes facilitados por los encuestados, para no falsificar la característica única de esta experiencia. Tal vez le ayudarán a Vd. en su decisión sobre vacunar a sus hijos, sí o no. Una decisión que no es nada fácil de tomar.

Los informes van a darle un poco de ánimo, para tomar un camino el cual frecuentemente no es transitado por el público en general. La recompensa para ello es impagable ya que se trata de la salud de sus hijos.

Vida sin Vacunas

Alemania

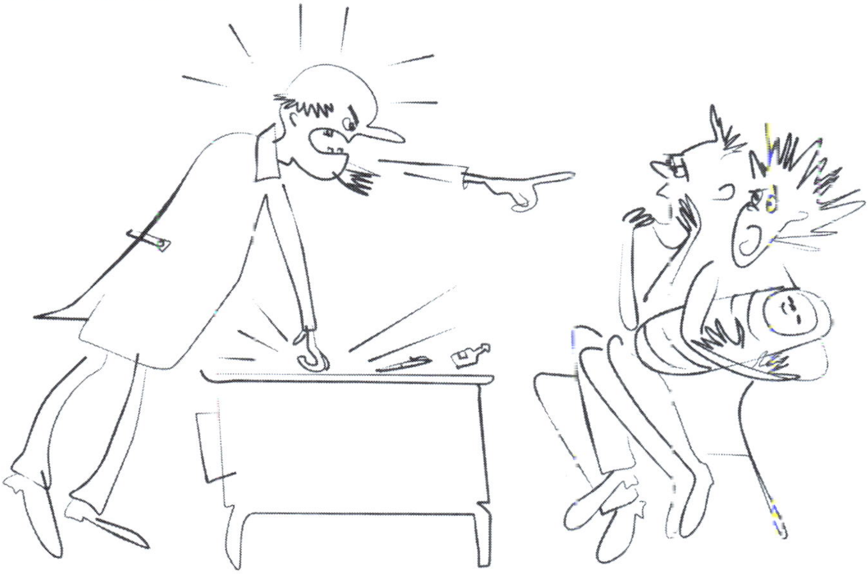

¡En Alemania se vacuna!

"Primero: No vacunaría nunca a mis dos hijos (actualmente 17 y 15 años). Mi mujer y yo nos interesamos intensivamente en el tema durante el primer embarazo, leímos libros, asistimos muchas tardes a conferencias y discusiones, si podríamos llevar la responsabilidad de tomar una decisión u otra (¡la cual aún hoy dura!).

Lo que a mí a través de los años repetidamente me ha preocupado, ha sido, entre otros, el resultado de la visita médica que en Alemania se conoce como U2 (la segunda visita que se efectúa como máximo 10 días después del nacimiento). Se nos recomendó un médico ya que él podía reconocer y tratar problemas en el desarrollo del esqueleto. Lo que no sabíamos es que era un partidario acérrimo de las vacunas, activo en un grupo vacunalista. Cuando nosotros como padres jóvenes aparecimos en su consulta y rehusamos las vacunas, nos dejó a la altura del betún. Éramos "padres irresponsables" y "parásitos de la sociedad", porqué nos aprovechábamos de la disposición a vacunar de los otros padres y pondría una señal roja en el acta para poder recordárnoslo cada vez. "¡En Alemania se vacuna!" fue su enérgica y potente conclusión. A pesar de que yo me encontraba suficientemente preparado para el tema, me faltaron en este momento los argumentos. Teníamos entonces 26 años, el médico debería rondar los 50. A punto de caernos las lágrimas y desanimados volvimos a casa y hasta el próximo día no nos vimos capaces de hablar con la comadrona para que nos levantara la moral. No volvimos a la consulta de este médico. La comadrona conocía a un competente médico el cual toleró nuestra decisión y estuvo acompañando el desarrollo de nuestros hijos con afecto.

El punto culminante de esta experiencia fue que se nos reprochase por falta de responsabilidad. No quiero acusar a nadie, pero creo que la mayoría de padres que permiten vacunar a sus hijos no se han dedicado intensivamente al tema como los padres que rehúsan total o en parte vacunar a sus hijos.

Nuestros hijos están ambos rebosantes de salud y no tuvieron nunca las típicas enfermedades de las salas de espera, como inflamaciones del oído medio o bronquitis. Faltas en el parvulario o en la escuela por enfermedad eran y son muy raras. Al médico sólo habíamos de ir para los controles de prevención acostumbrados. Nuestro hijo tuvo una pulmonía con nueve años y recibió su primer antibiótico. Todo lo demás (también para nosotros) lo solucionamos en casa homeopáticamente. En los primeros años nos ayudaron cada vez antiguos remedios caseros. Esto suena todo muy bucólico, pero durante años fue un trabajo que requería su energía. Por la noche se cocían patatas, y cuando estaban a la temperatura adecuada se preparaban unos cataplasmas para la tos o el resfriado del niño, esto trae más trabajo que administrar un antibiótico, pero ayuda y no tiene efectos secundarios.

Mientras tanto nuestros hijos toman cada vez más sus propias decisiones con responsabilidad. Hablamos a menudo de ello y también ahora estamos atentos ante, por ejemplo, arañazos o heridas. Lastimosamente todos tenemos rinitis alérgica.

En esta ocasión quisiera dar ánimos a los futuros padres para que se informen sobre el tema vacunal para tomar su propia decisión. Independientemente de la decisión que tomen, ésta ha de ser libre y tomada sin la presión de terceros.

Un episodio sobre la tos ferina: Ambos niños tuvieron la tos ferina en edades de 4 y 2 ½ años (al mismo tiempo). También aquí se nos recomendó un medicamento convencional con la advertencia de que la tos no se iría. Era sólo para evitar el contagio en el jardín de infancia. Ya que entonces yo era estudiante, nos podíamos permitir el lujo de poder quedarme en casa y permitir que los niños sin medicamentos se pudiesen recuperar en 8 semanas. Pero sin medicinas".

¡Porque esto se hace así!

"Mi marido y yo somos ambos médicos y hasta el nacimiento de nuestro primer hijo no nos habíamos planteado la problemática de la vacunación seriamente. Aceptábamos todas las vacunaciones recomendadas porque se hacía así. Pero cuando llegó nuestro primer hijo, me asaltaron recuerdos desagradables sobre mis experiencias con las vacunas en mi infancia. Yo quería ahorrar a mi hija experiencias parecidas y empecé a documentarme exhaustivamente con esta temática. Mis estudios a decir verdad no me ayudaron mucho, ya que se aprende lo que se

puede leer en cualquier folleto de salud. Mi intención era saber principalmente qué vacunas eran realmente importantes y cuáles no, para poder ahorrárselas. Mi lista de las vacunas realmente necesarias se acortó velozmente. Al final, llegué a la conclusión de que ninguna vacuna es importante. Al mismo tiempo comprendí la locura de la conducta vacunal y toda la propaganda relacionada con ella y cuan falsa es la presunción de que salvan vidas.
Mientras tanto tenemos tres hijos completamente sin vacunar, nacidos en casa, que han sido amamantados largamente y han crecido sin intervención médica. Están sanos, con un desarrollo superior a los otros niños de su misma edad y son una satisfacción para sus padres. Cuando se enferman, la mayoría de las veces tienen fiebre bastante elevada durante una noche, a la mañana siguiente vuelven a estar bien. Para mí es tan normal tener hijos sanos, que a menudo pienso cuando veo a otras familias que no debe ser tan normal. Mientras tanto mi posición respecto a cualquier forma de medicina es más bien escéptica.

Para una vida sana, para mí, no es sólo no estar vacunado, sino también un sano estilo de vida y una alimentación sana. Sólo así el cuerpo puede tener una naturaleza resistente y robusta y no necesita ningún remedio, medicamento, glóbulos y vacunas para mantenerse sano o para recuperarse. Averiguar lo que realmente es una alimentación sana, es otra cosa, no es un tema fácil. Bajo óptimas condiciones las enfermedades que van surgiendo no representan ningún peligro para la vida de las cuales se ha de tener temor, sino que cursan bajo control de un sistema inmunitario sano. Esto lo he aprendido con el tiempo y no temo a las enfermedades, pero me gusta aprender más al respecto y como puedo acercarme más a estas condiciones óptimas para una salud natural".

Cometemos una falta grave

"Nuestros 3 hijos están completamente sin vacunar, ¡a pesar de que nosotros hace 7 años que éramos partidarios de las vacunas!

Hemos crecido, ambos padres, en Alemania del Oeste. Como muchos saben, la maquinaria de la vacunación estaba aquí en marcha, no en la magnitud actual pero se iba practicando. Escogimos ambos el camino de la medicina, trabajamos durante años en Baviera. Un entonces artículo sobre las vacunaciones aparecido en la prensa diaria resultó ser una fuente de discusiones sobre este tema. Durante la conversación con uno de mis pacientes, profesor médico de Neurología, mostré mi incomprensión sobre la extensa opinión en mi círculo de trabajo, que la vacunación no es buena. A través de nuestros conocimientos de la medicina convencional y el hecho de que en la ex Alemania Democrática también se vacunaba, era para mí claro, que importancia tenían las vacunas. Como ciegos no veíamos los hechos que yo mismo, como correctamente vacunado de niño, realmente estaba permanentemente enfermo de anginas y se me recetaban por norma antibióticos. También a mi mujer se le detectaron principios de asma infantil como consecuencia de las vacunas, seguido de la administración de cortisona. En la mencionada conversación el profesor me dijo: "Le conozco ya bastante bien. Por favor, preocúpese más profundamente del tema vacunal y verá que ¡se debe aclarar muy críticamente! A pesar de que públicamente no me puedo expresar tan libremente, pienso yo, que estamos cometiendo una falta grave".

Empezamos a introducirnos en este tema, nosotros queríamos niños y, naturalmente, hacer lo correcto. Para ello leímos muchos libros, entre otros "Vacunación. El negocio con el miedo" (Buchwald), "Nicht impfen – Was dann"

(Loibner), "Kritik der Arzneiroutine" (Graf), "Impfen pro und contra" (Hirte), „Impfungen der Grossangriff auf Gehirn und Seele" (Coulter) y otros, pero también escritos recomendados en Internet y en formato libro. En paralelo empezamos una formación en medicina naturista, homeopatía y osteopatía. Con ello nuestra posición respecto a las vacunas cambió radicalmente.

Lo más difícil fue para nosotros, seguramente como para la mayoría de padres, la vacunación contra el tétanos. Actualmente tenemos otra opinión y lo vemos de una forma mucho más tranquila. Naturalmente es importante el correcto tratamiento de las heridas, con sangrado controlado, el correcto cuidado de la herida y la administración del remedio homeopático adecuado como parte integrante del tratamiento (en casos graves naturalmente también intervención quirúrgica). Vemos en nuestros hijos (4 años, 3 años y 4 meses) como funciona este concepto y sus buenos resultados. Juegan mucho en el jardín y de vez en cuando se hacen arañazos y escoriaciones. Sabemos lo que viene a continuación, limpiar la herida con enjuague de caléndula y administración de glóbulos de árnica o ledo. El hecho de que en Alemania haya cerca de 150.000 niños sin vacunar, tampoco contra el tétanos, confirma nuestra forma de actuar. En consecuencia está la lógica en juego: Por haber pasado la enfermedad del tétanos no se consigue la inmunidad, entonces ¿cómo lo puede hacer una vacuna?

Básicamente vemos crecer satisfechos a nuestros niños completamente sanos. Infecciones de repetición, como pasa en muchos niños de su edad, no las conocemos. Si aparece alguna enfermedad y no más de una vez al año hemos observado una fiebre elevada (hasta 39'5) que dura sólo una noche, después de un día de reposo para la recuperación, por norma es suficiente. Nuestros niños nunca han recibido medicamentos para bajar la fiebre y tampoco han utilizado antibióticos (con excepción de nuestro hijo de tres años con motivo de una operación necesaria).

Nuestros niños están siempre en buena forma, les gusta practicar deportes, pintan y hacen trabajos manuales, asisten gustosamente a talleres para el fomento precoz de la música y hacen todo lo que les gusta hacer a los demás niños... sólo que ¡sin vacunar!

Y para nosotros se ha convertido en un dogma, que las vacunas no sirven para nada. Muchos pediatras no lo ven así, pero vale la pena, incluso con aún tanta resistencia, imponer nuestros derechos y posibilitar para nuestros hijos un futuro saludable".

Se lo debemos a nuestros hijos

"Escribo algo muy a gusto sobre las experiencias con nuestros hijos no vacunados, de 3'5 y 5 años de edad. Ni están vacunados ni han tomado jamás en su vida medicamento alguno que no sea homeopático, antroposófico o naturista (y por ello estoy particularmente orgulloso a la vista de la facilidad con que se consiguen los medicamentos convencionales). Están en perfecto estado de salud por lo que no se esperaba esto: Mi marido en la infancia tenía una fuerte Neurodermitis y tanto él como yo hemos sufrido numerosas intolerancias alimentarias. Pero precisamente estas experiencias nos han sido útiles: En la primera crisis de lactancia con nuestro hijo mayor consultamos a un homeópata el cual con nuestra colaboración puso en claro las intolerancias. Desde entonces hemos dejado todos estos comestibles (además de adoptar una alimentación rica en nutrientes).

Nuestros hijos tuvieron los resfriados normales propios del primer año en el jardín de infancia, ambos tuvieron sarampión y escarlatina (por suerte, ya que ahora son verdaderamente inmunes y no "inmuno-vacunados", esperamos ansiosamente a otras enfermedades infantiles ya que prefiero que las tengan antes de la pubertad) y esto fue muy práctico. Ninguna inflamación del oído medio o anginas, como frecuentemente en otros niños. A muchos se les han extirpado las glándulas y tienen caries sin fin. Los nuestros, ni rastro, a pesar de que no se lavan excesivamente los dientes, sólo normal y por costumbre. Es una satisfacción tener niños tan sanos y observar después de cada enfermedad como avanza su desarrollo. Esta buena salud se refleja en toda la familia: La vida es más tranquila y relajada porque a todos nos va mejor. Los niños son listos, absorben todas las enseñanzas y tan avispados que a veces incluso son agotadores.

Elegimos los médicos solamente con una finalidad. Tenemos, por ejemplo, una pediatra orientada antroposóficamente, no es precisamente nuestra dirección, pero lo que nos gusta de ella es sencillamente la tolerancia que tiene ante niños no vacunados. Cada vez nos dice que está maravillada, cada vez que ve a nuestros hijos en las visitas de control (en Hessen o Sajonia, obligatorias) que, según su experiencia, al no estar vacunados, están más sanos y robustos que los que están vacunados. Nuestra dentista/odontóloga (aquí no hemos encontrado posibilidad de alternativa) está intentando constantemente hacer una profilaxis con flúor, lo cual no aceptamos. También se queja siempre del sarro oscuro y aconseja una limpieza profesional, pero también en esto tengo una voluntad de hierro: No permitimos que estropee nuestro esmalte dental con estas prácticas. Y mientras sólo se vea oscuro, encuentro que a esta edad es igual. Por lo demás, evitamos los médicos, tampoco los necesitamos y evitamos también el tema vacunal. Conocemos demasiadas experiencias negativas cuando se habla abiertamente de este tema. Para nosotros es demasiado pesado, agotador. Buscamos "nuestro refugio" y esperamos a tiempos mejores. También en el jardín de infancia hemos intentado dar a conocer nuestra posición: Por ejemplo en la conexión de las vacunas con la intolerancia a algunos alimentos, ya que en la mayoría de vacunas hay proteína. Hasta ahora hemos podido avanzar. En Alemania no hay obligación legal de vacunar. De vez en cuando es agotador. Estaría muy bien, de una vez por todas, poder decir la verdad ¡sin necesidad de vernos tachados de irresponsables o locos!

Para la mayoría de padres, nuestra vida les parece agotadora: Ponemos mucho cuidado en la alimentación y sobre todo en la salud, tanto a nivel corporal y anímico como psíquico, y naturalmente, no siempre es fácil preparar y llevar nosotros mismos la comida para el parvulario. A largo plazo esto cuenta: Tenemos, visiblemente, mucho menos estrés con enfermedades de nuestros niños, visitas al médico y decisiones difíciles (extirpar las glándulas... ¿sí o no?), ¿entubar los oídos o no? ¿Quién necesita respuestas a estas preguntas, si los niños disfrutan de una infancia sin preocupaciones y con plena salud y se pueden evitar estas situaciones? Y aparte de todo: ¡Encuentro que se lo debemos a nuestros hijos! Nosotros, como padres, tenemos la obligación de proporcionar a nuestros hijos las condiciones iniciales para una vida feliz. Y para ello no sólo cuenta la formación escolar que actualmente está rayando en la histeria (con cuidadoras chinas, inmersión temprana al inglés a partir de los tres meses, etc.) sino también la salud corporal: Siento como madre que como padres estamos obligados a reflexionar críticamente sobre cuál es la mejor posibilidad para la salud de nuestros hijos. Y una vez conseguido este conocimiento, considero una irresponsabilidad no aplicarlo.

He de mencionar que durante dos años hemos vivido en Hanoi (Vietnam). Cuando se viaja con niños a países tropicales, te hacen sentir pánico y parece que disfruten con ello. ¡Rehusamos las vacunas y tampoco aceptamos la profilaxis contra la malaria! Nuestra forma de reaccionar nos pareció la correcta. Nuestra doctora de cabecera sentenció lapidariamente: "Los niños vietnamitas juegan en la suciedad y no se mueren inmediatamente". Pero no nos lo hicieron fácil: Tenemos conocimientos sobre las enfermedades tropicales, cómo se han de tratar y dónde está el médico competente más próximo. Hasta ahora no lo hemos necesitado. Todos estamos sanos, naturalmente".

Reválida con 10 de nota (en Alemania la mejor nota es 1)

"Nuestros hijos tienen ahora 23 y 19 años y su vida sin vacunas ha transcurrido unproblemática. De enfermedades infantiles, han tenido tos ferina con 8 y 12 años, así como varicela con 9 y 13 años.

Con el apoyo a distancia de una experimentada homeópata se pudieron tratar estas enfermedades desde el extranjero. Los niños superaron la reválida con notas de 1,3 y 1 respectivamente y se han desarrollado perfectamente para satisfacción de su entorno".

Miedo a las enfermedades

"Mi hija tiene ahora 6 ½ años y es una niña vital, despierta y sobre todo sana. Me he preocupado largo tiempo del tema de las vacunas, he leído, he cambiado impresiones con personas de diferentes opiniones y a pesar del miedo de muchos padres que han vacunado a sus hijos, he decidido no hacerlo. Lastimosamente, parece ser que es más grande el miedo a las enfermedades que a los efectos secundarios que origina una vacuna séxtuple en el organismo de un bebé.

No he lamentado, en ningún momento, no haber vacunado a mi hija. Tiene un sistema inmunitario muy sólido y supera fácilmente cualquier resfriado o diarrea. Se le permitió superar sin antibiótico una débil varicela, ha tenido dos veces escarlatina, aunque con apoyo homeopático". ¡Deseo que muchos padres tengan el valor y el coraje de permitir a sus hijos tener determinadas enfermedades para que puedan desarrollarse!"

Sólo faltó un día

"Contrariamente a sus compañeras escolares, las cuales cada año, a menudo muchas veces, se disculpaban de asistir a clase alegando estar enfermas por gripe, nuestra hija en los primeros cuatro años de asistencia a la escuela, sólo faltó un día, por causa de un estómago alterado. Vivimos en el campo, tenemos muchos animales (patos, gallinas, ovejas,…) y nuestra hija monta a caballo y ha tenido muchas heridas, grandes y pequeñas, las cuales limpiamos pero sólo han sido tratadas con medicina natural. Disfruta de buena salud y una sana conciencia de sí misma, lo cual no doy por sobreentendido al observar a sus amigas.

Seguramente ello es resultado de la educación que le hemos dado, o mejor dicho, acompañamiento, pero puedo imaginar que las vacunas pueden dejar sus huellas también psíquicamente".

¿Imprudencia temeraria?

"Hasta el nacimiento de mi primera hija no había reflexionado nunca sobre las vacunas. Cuando se hubo de poner la primera vacuna, fuimos, por suerte, a un pediatra que tenía por costumbre no vacunar hasta el primer año de vida cumplido, por lo que pude recoger informaciones varias. Estaba indignada por la poca base en la que se sustentaban las vacunas recomendadas. Todos, realmente todos los amigos, familiares, etc. consideraron que actuaba de una forma muy temeraria, de cómo había llegado a la idea de no vacunar. Pude hablar perfectamente con mi pediatra, primero quería saber que vacunas eran realmente importantes y cuáles no. Le consulté sobre cada vacuna y por cada motivo que él mencionaba, yo estuve dispuesta a asumir la responsabilidad y no cederla a los médicos. El pediatra me dio la responsabilidad para mi hijo y la acepté. De acuerdo con él dejé vacunarle contra el tétanos. Mi segunda hija está completamente sin vacunar.

Me he acostumbrado a tener los hijos sanos, y observo la diferencia con otros niños, la frecuencia con que están enfermos y cuan a menudo van al médico, a excepción de las visitas de control con mi hijo mayor (7 años) no llegaron a cinco las veces que le he llevado al médico y la pequeña (3 años), si me acuerdo bien, sólo dos veces.

La varicela la han superado los dos sin problema, además han pillado una infección de oído y una de la vejiga. Rápidamente superan los resfriados, generalmente con fiebre elevada.

Estoy satisfecha de haber tomado esta decisión y muy agradecida de que mi pediatra la apoyase tranquilamente".

Problema consciente en el tema vacunal

"Mi primer hijo (actualmente 19 años) fue vacunado en el hospital, contrariamente a mis deseos, acepté otra vacunación muy a regañadientes, ya que, sin argumentos, era como discutir contra la pared, y además me mintieron de lo cual hoy tengo plena conciencia. Se supuso que era una irresponsable pero de posibles efectos secundarios no me dijeron ni una palabra.

Posteriormente me informé exhaustivamente sobre todo el tema vacunal y los otros tres niños (hoy con 16, 13 y 10 años) los tuve en casa, en parte sola ya que la comadrona para nacimientos en casa no entraba en el seguro y por motivos de seguridad y previsión para que no volviese a repetirse.

No quería y no quiero ninguna vacuna, sino niños sanos

y más adelante, nietos y tengo confianza completa en la naturaleza.

El primer niño tuvo problemas en la piel después de las vacunas, Neurodermitis, la cual con una alimentación biológica adecuada, lactancia natural más larga, etc. conseguimos vencer; la hija vacunada ha conservado algunas alergias a determinados aditivos alimentarios y a joyas de fantasía, como también sufre cada año de una reacción local en el punto de la inyección de vitamina K.

Los otros niños, todos no vacunados, han disfrutado siempre de buena salud, fuertes y estables, sin problemas de salud dignos de mencionar.

Ya que por parte de la mayoría de médicos no hay una problemática consciente en el tema vacunal y los venenos que las vacunas contienen, evito consecuentemente a los representantes de este oficio, mi remedio contra toda clase de enfermedades es estar sano a través de una alimentación y formas de vida sanas, además soy experta en hierbas medicinales.

Conocidos, familiares y otras personas que sobre el tema vacunal han hablado o hablarán conmigo en un futuro reciben la información de los buenos motivos que tengo al no permitir vacuna alguna, mientras tanto he conseguido los conocimientos suficientes en el tema vacunal para terminar rápidamente cualquier discusión sobre este tema".

En realidad nada espectacular

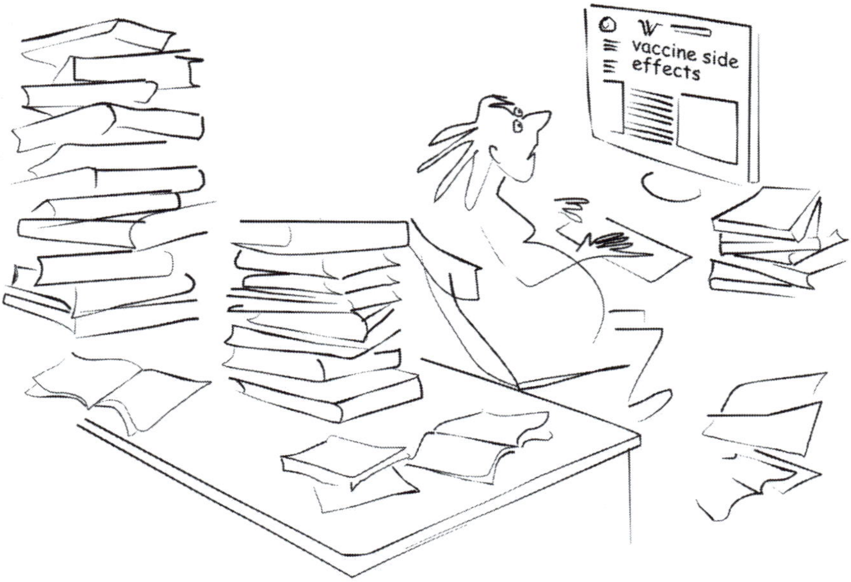

"Realmente, no hay nada espectacular a reportar sobre mi hijo no vacunado, pero ¿no es precisamente no-espectacular y digno de mención lo que hay exactamente sobre este tema? Por ello, mi pequeña contribución: Mi hijo Florián es mi segundo hijo, actualmente tiene 5 años y está completamente no-vacunado.

Mi hijo mayor, Oliver, tiene 15 años y por mi entonces desconocimiento sobre las vacunas, su insensatez y peligrosidad, lastimosamente recibió las tres vacunaciones básicas (séxtuples). Después, pero, ninguna más. Tengo, pues, directamente una fuente de comparación entre mis hijos.

Oliver, hasta los cinco años, estuvo más frecuentemente enfermo que Florián, no eran dolencias graves pero a menudo cursaban con fiebre, fuertes ataques de tos y mucosidad abundante. Como consecuencia de ello se acumulaba la mucosidad detrás del tímpano lo que hizo necesaria una intervención para absorber el exceso de líquido y la colocación de tubos en ambas cajas de los tímpanos. Además se formaron pólipos que fueron quirúrgicamente operados. Lastimosamente se formó un callo en un tímpano por lo que, Oliver, según que sonidos no los puede oír. O sea, ya no puede ser músico, pero gracias a Dios o al diablo, tampoco tiene interés en ello.

No puedo demostrar si esto, efectivamente, tiene que ver con las vacunas, pero lo presiento. Hace unos 10 años esta intervención en el tímpano era como una moda. Uno de cada dos niños pasaba por el quirófano por este motivo. Actualmente no permitiría una intervención semejante, sino que dejaría tratar a mi hijo integralmente, ya que esta operación fue una tortura para mi hijo y actualmente se sabe que completamente innecesaria.

Oliver, con dos o tres años tenía caries y repetidamente Herpes labial. Desarrolló alergias e intolerancias particularmente a las frutas y verduras tratadas con plaguicidas y a los productos lácteos.

Después de las vacunas observé un ligero retroceso en su desarrollo y particularmente en la motórica de sus manos. Él pudo empezar a coger cosas muy tarde, ya que sus manos actuaban de una forma inconstante y las movía de aquí para allá sin coordinación. Esto fue para mí muy extraño. Los primeros años de vida mostraba defectos. Actualmente los ha podido superar y Oliver es un joven sano y bien desarrollado.

Por norma, Oliver y Florián, no son tratados con medicina convencional, sino con medicina naturista, con homeopatía o plata coloidal y con ello estoy muy satisfecha. Oliver sólo ha recibido antibiótico dos veces en su vida, una vez con motivo de la escarlatina y poco tiempo después contra una presunta inflamación de los nódulos linfáticos según diagnóstico de una doctora histérica, sin idea alguna. Ya que después los nódulos linfáticos del cuello se "transformaron" en un efecto secundario del antibiótico administrado anteriormente. A Oliver, durante estos 15 años, le han recetado los médicos (que se podían considerar casi sin aprobación por sus conocimientos) 6 veces antibiótico, el cual no le he dado, sino que he preferido que fuera atendido por mi naturópata (¡pagar un complemento del seguro de enfermedad para niños y adultos para la atención de naturópata y sus medicamentos es muy económico!)

Florián nunca ha recibido antibióticos. Sus enfermedades han sido hasta ahora sin relevancia. Un par de veces resfriado. Mareo y vómito, creo hasta ahora, dos veces. Durante dos o tres días, muy de vez en cuando, tiene fiebre la cual desaparece rápidamente. Por esto es muy fácil de cuidar, le gusta acurrucarse y no es en absoluto lloroso. Tengo la impresión, que con la fiebre expulsa enfermedades que después ya no aparecen. La fiebre se la trato, por norma, con Belladona y paños fríos en la frente si aparece dolor de cabeza.

Oliver y Florián no han tenido aún ninguna enfermedad infantil, pero a ninguno de los dos los hemos vacunado contra ellas.

Y eso fue todo. Como he dicho antes, nada espectacular. Pero de ello estoy muy contenta. En particular, porque las vacunas de Oliver no han originado daños graves.

Florián va a un jardín de infancia (y Oliver fue al mismo), cuya directora tiene también una posición divergente sobre las vacunas. Por ello no tenemos problema. Para el próximo control sanitario de la escuela estoy más bien en tensión en relación a la reacción de la doctora cuando le diga que Florián no dispone de carnet vacunal y así se va a quedar.

El control sanitario de Oliver transcurrió sin problema alguno, ya que Oliver tiene las vacunas básicas. Después de manifestar a la doctora que no recibiría ninguna vacuna más, ésta se mostró indignada, pero al final hubo de aceptarlo. Y de familiares y amigos, en esta cuestión, no permito que nadie me hable, no obstante la mayoría de personas de mi entorno tienen una actitud de rechazo similar a la que tengo yo.

Por lo demás, quiero finalmente remarcar, que yo desde más o menos el segundo aniversario de Oliver, o sea desde 1999, me he interesado exhaustivamente con la problemática vacunal.

Una conocida de entonces me dio a leer el primer libro de este tema de Joachim-F. Grätz (Naturópata): "Sind Impfungen sinnvoll? Ein Ratgeber aus der homöopathischen Praxis" (¿Tienen sentido las vacunas? Un consejero desde la práctica homeopática). Hasta ahora, le estoy muy agradecida, ya que fue para mí la revelación de una de las más grandes mentiras que existen en el campo de la ciencia y la medicina convencional.

Al principio fue para mí inconcebible y difícil de creer, pero después a través de libros, revistas, conferencias y páginas de Internet que había sobre este tema obtuve la confirmación de lo que el señor Grätz escribe y además mucha más información.

Creo que si todas las personas se dedicasen a indagar por su parte lo que con el tema de las vacunas ocurre, como lo hice yo, esta gran mentira médica se derrumbaría muy rápido, hasta el punto de que no habría ningún padre que aceptara vacunar a sus hijos.

Informarse particularmente o dejarse informar, es aquí la divisa más elevada (¡¡¡y esto de ninguna de las maneras a través del médico convencional o el farmacéutico!!!)".

Propaganda

"Por mi profesión he tenido relación con médicos y empresas farmacéuticas. He hablado con cientos de médicos. Sobre el tema vacunal están mal informados y evidentemente están sujetos a la misma propaganda que el resto de la población. Hay realmente muy pocos médicos críticos que no creen todo lo que se les dice.

Una doctora que conocí se mostraba categóricamente

partidaria de la práctica vacunal, pero completamente en contra del contenido en sustancias peligrosas. Utiliza diferentes procesos para expulsar estas sustancias del organismo.

Muchas mudanzas de las que he hecho han contribuido a que conociese también pediatras privados con diferentes opiniones. Que una vacuna que representa una locura para un médico resulta ser imprescindible para otro. En un punto estaban todos de acuerdo y seguros. La vacuna anual que a través de los medios de información aparecía como nueva sólo era una estrategia para lucro de la industria farmacéutica. "Como si alguien intentara en cierta medida, enfermar de gripe a pájaros, cerdos u otros con un sistema inmunitario saludable".

Interesante es que estos médicos que así opinan vacunan igual contra la influenza estacional con la particularidad de que algunos pacientes así vacunados cogen la gripe y algunos otros no. También entre los adultos, también padres, hay muchos que consideran la vacuna de la influenza como una locura. También en este grupo algunos cogen la gripe y otros no.

Según mis observaciones he podido deducir que los vacunados como los no vacunados pueden enfermar.

Los parvularios y jardines de infancia: La mayoría de los que visitamos, tenían preferentemente niños vacunados en los grupos. Frecuentemente vomitaban. Según mi observación, enfermaban a menudo los mismos niños. Pero todos alguna vez hemos enfermado.

Cuando hacía encuestas entre los padres (las hice en más de 6 instituciones con 50 niños cada una) concluí que la mayoría de niños enferman por término medio entre 5 y 8 veces por año de los conductos respiratorios o inflamaciones del oído medio. Además, en los grupos había muchos alérgicos.

Yo mismo estoy completamente vacunado y de niño tenía constantemente dolor de garganta u oídos. Cuando con

13 años empecé con homeopatía, los trastornos cada vez se volvieron más esporádicos.

Mi hijo mayor (6 años, no vacunado) tuvo desde el año hasta los tres frecuentemente problemas. A partir de los cuatro, no estuvo más enfermo. Una vez, muy brevemente, tuvo una inflamación de oído que fue tratada con homeopatía, en una noche se recuperó. Mi observación me ha permitido saber porque antes enfermaba tan frecuentemente y después ya no, tiene dos motivos: 1) nuestro cambio en la alimentación y, 2) tiene que ver con la reducción del nivel de estrés.

Tendencialmente él ha estado enfermo raras veces, en comparación con sus compañeros de parvulario. Desde el cambio radical en la alimentación sana y la reducción del estrés no está nunca enfermo.

En un jardín de infancia que fuimos de una zona acomodada de Berlín, los niños, a pesar de una mejor alimentación no estaban presumiblemente más sanos. Todos estaban vacunados. Todos estaban "normalmente" enfermos. Con la excepción de mi hijo.

Él tuvo varicela a los 2 ½ años. La pediatra estaba apurada e irritada porque él no está vacunado. En este tiempo hubo una pasa de varicela en nuestro parvulario. Todos los niños estaban vacunados con la excepción de mi hijo. Todos tuvieron que guardar cama por lo menos una semana, todos menos nuestro hijo que tuvo fiebre durante una noche, le salieron un par de puntos y aquí se acabó. Ésto es un ejemplo de protección vacunal.

Desde que cambié la alimentación ya no estoy tan enfermo como antes (hace 3 años). Si siento un asomo de malestar, tomo una infusión de jengibre.

Mi segundo hijo no tiene experiencia alguna con intervenciones médicas. No recibió ni vitamina K ni D, ninguna vacuna, ninguna extracción sanguínea. Todo esto, los padres preocupados admiten y aceptan, porque les han hecho sentir miedo. Porque, estadísticamente, niños con sistema inmunitario débil se mueren de una enfermedad y nosotros hemos de intervenir con medicamentos ya que debemos protegerlos.

Los animales salvajes no están nunca enfermos, pero sí los domésticos, porque los alimentamos con "los buenos" piensos preparados.

Estamos rebosantes de salud, libres de alergias y nos alimentamos excelentemente. Con mi marido ya hay excepción. Como hombre típico, bebe cerveza y come carne. Como alérgico utiliza sprays, algunas veces con cortisona y otras, sin. Además antihistamínicos. Tengo la impresión de que estas pastillas no son efectivas. Cuando estábamos en el campo, tuvo un ataque grave de alergia, a pesar de que estuvo tomando las pastillas continuamente. No ayudaron en absoluto. Se lo pasó muy mal entre los abedules y los árboles de floración temprana. No toma homeopatía, como testarudez y convencimiento. Me dio lástima y por la noche, cuando estaba a punto de dormir le di un remedio homeopático. Mira que bien, a la mañana siguiente ya se había recuperado. No ha estornudado más ni nada más. Ya que no supo nada del remedio es para él casi un milagro.

Resumen: No estamos vacunados, comemos sano y no nos enfermamos".

¿Dónde está el carnet vacunal?

"Mi hijo nació en la primavera de 1992. Fue para mí extraño el hecho de que le había de dar, como profilaxis, pastillas de flúor, a pesar de que los días eran largos y soleados y pasábamos mucho tiempo al aire libre. La administración de las pastillas me resultaba tan complicada, ya que lo amamantaba, que no se las di.

Por inexperiencia y estupidez fui a parar a la medicina convencional y dejé vacunar a mi hijo según el plan vacunal (entonces había las vacunas triple).

Iba a la consulta para vacunar con un niño sano y volvía con un niño enfermo (con un paquete de supositorios para bajar la fiebre en el bolso), entonces ya supe que aquel camino no podía ser el correcto.

Con cuatro años tuvo un fuerte eccema en el brazo. El médico le diagnosticó un hongo intestinal (entonces en la prensa se hablaba mucho de esto). Le recetaron durante varias semanas un líquido. A la edad de cinco años tuvo varicela de la cual se recuperó con ayuda de una crema para suprimir el picor. Retrospectivamente el hongo intestinal fue en realidad el principio de una fuerte alergia a los árboles de floración temprana la cual aún hoy, conserva. Presuntamente hubiera sido aún más grave sino lo hubiera amamantado a lo largo de tres años. La vacuna MMR (paperas, sarampión, viruela) no tenía para mí ningún sentido, por lo que no se las puse (tampoco me presionaron, ya que era un niño).

En 2003 vino mi hija al mundo. Reforzada por mi homeópata, por literatura vacunal crítica y mi experiencia negativa con mi hijo, me decidí por la no-vacunación. Quería amamantar a mi hija hasta el año y medio. Visité al médico para las visitas de control y necesité Dios y ayuda para defenderme de la presión que ejerció para vacunar. Con comentarios del orden de "he visto morir a niños de difteria" y la enfermera preguntándome como saludo "¿Dónde está el carnet vacunal?, repetidamente me veía obligada a justificarme, también en el círculo familiar. Fue un horror, pero… ha valido la pena.

Mi hija tiene ahora nueve años y llama la atención por su salud. Con dos años tuvo una inflamación de oído con fiebre elevada que superó con ayuda de nuestra homeópata (el antibiótico del pediatra se podía quedar en el armario). Cuando aparecía una infección con fiebre los glóbulos de la homeópata la hacían desaparecer rápidamente. Hasta ahora no ha tenido ninguna enfermedad infantil, pero pueden aún venir. Con ayuda de la Homeopatía puedo estar relativamente relajada".

Vacunar, ¿sí o no?

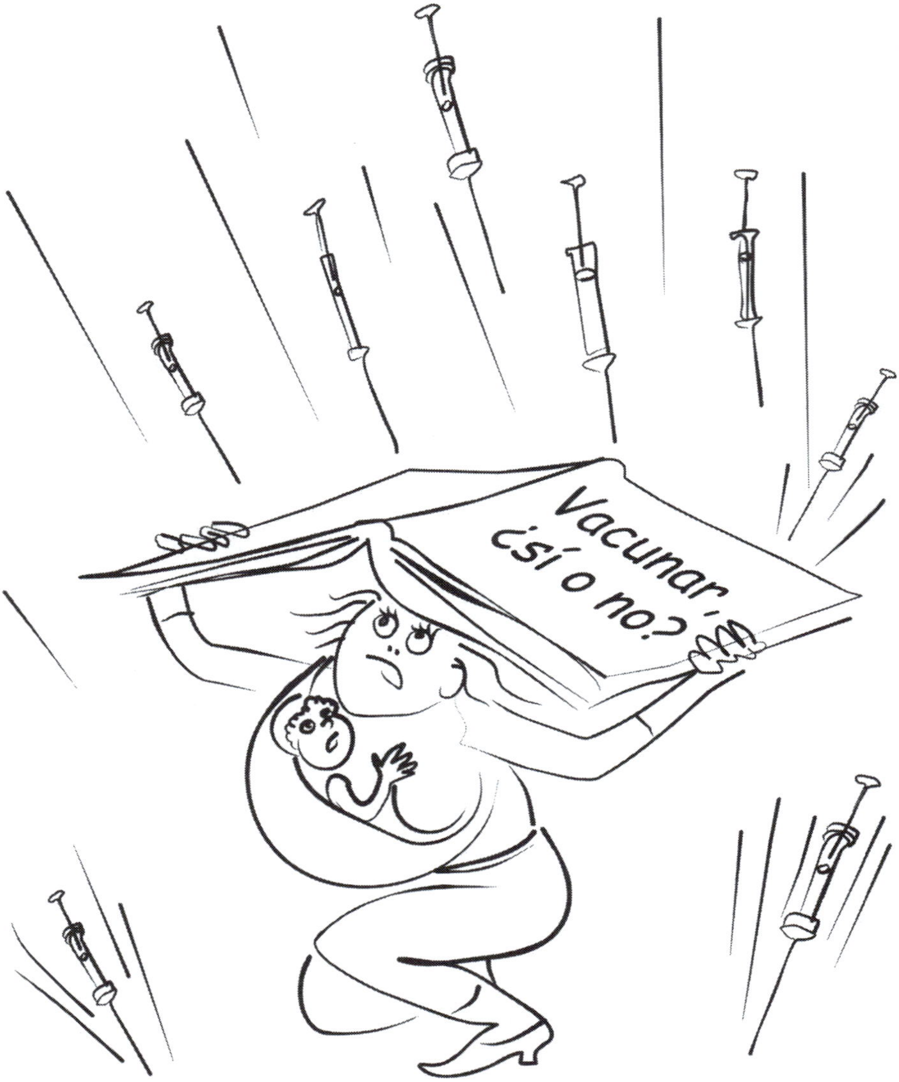

"Mi primera hija nació en 1996 y yo, como ayudante médica tenía, en principio, la intención de vacunarla. Participamos en un cursillo de formación con temas de conversación alrededor del niño y la directora del cursillo siguiendo el deseo general introdujo también el tema vacunal. Yo estaba al corriente del calendario vacunal para adultos, pero como madre responsable quería saberlo exactamente y la directora del cursillo llamó la atención a un libro de Cyntia Courncyer titulado "Impfen – Ja oder Nein?" (Vacunar, ¿sí o no?). Me sorprendió, pero me lo compré inmediatamente y lo leí. A la primera de cambio no pude creérmelo todo, pero este libro me emplazó a esperar y a recoger más información.
Nació mi segunda hija en 1997 y hoy aún espero. El pediatra me saludaba en las visitas de control siempre con una copia del ejemplar actual del STIKO (organismo estatal que se ocupa del tema vacunal) en las manos, a mí me subía la presión, porque, sencillamente, no quería hacerle caso. Gracias a Dios que lo necesitábamos sólo una o dos veces al año, y siempre en las visitas de control de la inflamación del oído, que yo consecuentemente trataba homeopáticamente. Mis hijas, durante el primer año en el jardín de infancia, no tuvieron ninguna inflamación del oído, ninguna nariz goteante o bronquitis. Tuvieron, eso sí sin complicaciones, la varicela y en el quinto y sexto año respectivamente, tuvieron las dos al mismo tiempo, tres largos meses, la tos ferina y contagiaron por lo menos a dos niños más (cuyo estado vacunal desconozco). Mi hija mayor ha tenido con 16 años las primeras anginas, que se han tratado, a la vista de distintos métodos alternativos, con antibiótico. Mi presunción es que la continua alimentación de la "mensa" y un estilo de vida, como todos los jóvenes, que deja mucho que desear, han contribuido para que apareciese la enfermedad. Mi hija pequeña, actualmente con quince años, ha tenido por primera vez, como una forma de alergia al polen. No quiero ni pensarlo como hubiera reaccionado de estar vacunada, ya que ambas poseen la disposición a las

alergias por herencia.
Da miedo como tratan los jóvenes sus problemas. En la clase de mi hija hay por lo menos cinco o seis niñas que continuamente se hacen rasguños en los brazos y se hieren. En las dos clases hay una alumna con anorexia y un chico que ha intentado quitarse la vida (se trata de una escuela integrada). Otro chico está en una secta y otros dos escolares tienen dificultades en el habla. Uno de los hijos de mi vecina es mudo, el otro tiene un tic neurológico y agita siempre la cabeza. La aplicación de ergoterapia se ha vuelto normal en los jardines de infancia. Estoy muy agradecida de haber "tropezado" con aquel libro, ya que nos ha protegido de muchos horrores. Con mis bebés desde pequeños no me han dado ninguna complicación, han llorado sólo cuando tenían hambre o iban sucios y se habían de cambiar y han dormido siempre muy bien. No son mejores que los otros en la escuela pero su comportamiento es correcto y nos entendemos bien, lo cual en casa de nuestros vecinos no sucede así".

Alegría vital

"Tenemos un hijo de ocho años, parcialmente vacunado (el primer año fue vacunado tres veces) y una niña de seis años no vacunada, en absoluto. Mi hija, por ésto, brilla de alegría vital y ríe mucho. Es extremadamente testaruda y de comprensión muy rápida. Una doctora opinó que era superdotada. Todo se lo hace ella misma. Si alguna vez ha estado enferma, ha durado un día que ha tenido fiebre elevada y al día siguiente ya está recuperada. Mi hijo, antes, estaba frecuentemente enfermo, sobre todo inflamaciones del oído medio y bronquitis. Ya que no lo vacuné más, su estado ha mejorado mucho. Ahora los procesos febriles también le duran un día. Intentamos tan bien como podemos de tomar una alimentación sana (productos biológicos, vegetales crudos como verduras, ensaladas, frutas). Nos tratamos homeopáticamente, siempre con éxito y con el apoyo de nuestra doctora.

Mi hijo va a la escuela Montessori, mi hija irá este año en la primera clase. El tema vacunal no ha sido nunca motivo de conversación, ya que algunas familias no vacunan a sus hijos. Tampoco en el jardín de infancia nos han hablado al respecto. Padres que vacunan a sus hijos no tienen ni un ápice de comprensión por los padres que no vacunan. No comprenden, sencillamente, porque no vacunamos. Con el tiempo hemos aprendido a soslayar este tema, a evitarlo. De todas maneras a medida que los niños se van haciendo mayores, este tema pierde protagonismo y no hay confrontación. Intentamos tomar otra dirección que la gran mayoría y con ello nos sentimos muy cómodos. Las enfermedades infantiles clásicas aún no las han tenido (a excepción de mi hijo que tuvo rubeola)".

Las vacunas no son un remedio mundial

"Nuestro hijo cumplirá tres años dentro de dos semanas, continúa estando sin vacunar y disfruta de la mejor salud.

Raras veces está enfermo y si alguna vez pilla algo, lo más pesado está superado en dos días. No tiene ninguna clase de enfermedad crónica, no muestra ningún síntoma de alergia u otras limitaciones corporales. Las enfermedades típicas infantiles y los achaques contra los cuales los niños y bebés se vacunan, no las ha tenido, ¿aún?

Hasta el nacimiento de nuestro hijo no teníamos una postura crítica respecto a las vacunas. Todos queremos para nuestros hijos lo mejor y si es posible protegerlos contra cualquier trastorno, también con estas cosas como las vacunas, por lo general se quiere hacer. Incluso historias de amigos que hablaban de dificultades con las vacunas infantiles, teníamos tendencia a ignorarlas. Cuando nuestro hijo vino al mundo, toqué muy de cerca los problemas vacunales que aparecieron en el hijo de una amiga y me acordé de otros informes que me habían comentado hacía tiempo, me volví suspicaz y me informé. El resultado lo pueden encontrar ustedes.

Nuestro padres, familiares, amigos, saben que ni mi mujer ni yo actuaríamos irresponsablemente ante una cosa de tamaño calibre, sin informarnos antes debidamente. Como consecuencia no hemos encontrado incomprensión por nuestra forma de actuar. Como consecuencia de la mudanza, fuimos a dos médicos que en uno de los casos, manifestó sus dudas pero no nos dejamos "convertir". Nuestro hijo se había hecho heridas en la cara, en la frente y ocho meses más tarde en la barbilla que no se cosieron pero se hubieron de pegar. En el primer tratamiento en el hospital, la doctora encargada de atendernos quería hacernos reproches, los cuales detuve enseguida. Por lo general, afirmaría, que no se ve a las vacunas como un remedio universal y no nos echarían nada en cara o nos reprocharían.

No puedo afirmar que sé que no hay peligro al no vacunar a mi hijo. De todas formas creo saber que la posibilidad de enfermar de una enfermedad vacunable, con desenlace mortal o consecuencias graves por no haber sido vacunado, es mucho más reducida que un daño vacunal o consecuencias amenazadoras. En una palabra, la vacunación me parece más peligrosa para la salud del vacunado que el simple hecho de no vacunar. Si tenemos más niños seguramente tampoco los vacunaremos".

Medicina preventiva

"Mis hijos están todos sin vacunar, y esto fue porqué la comadrona que me atendió en el primer embarazo, me advirtió a tiempo, de que después del nacimiento me cogerían de sorpresa y habría de enfrentarme con una serie de prevenciones médicas, sobre las cuales nos habíamos de informar antes, ya que de rehusarlas, necesitaríamos una actitud firme.

Ella tenía sobre todo esto una actitud crítica pero con las vacunas era más condescendiente. Nos dijo que, anteriormente, con la vacuna administrada en la cuarta visita de control ella acostumbraba a desaconsejarla, pero ya no lo hace porque frecuentemente se le ha reclamado por ello. Cuando le pregunté si me desaconsejaba la vacuna del cuarto control, un poco confundido dije yo: "¿Entonces no?" y ella se encogió de espaldas. Le pregunté que había en contra y con un movimiento circulante de ojos me susurró que sería terrible. Un niño de cada tres de los que ella ha tratado después de la vacuna recibida en el cuarto control ha mostrado síntomas de enfermedades crónicas como Neurodermitis.

Intenté investigar y en Internet casi que sólo he encontrado propaganda hasta que introduje "vacunas y daños". El texto con el subtítulo "Vivimos en el infierno y todos están mirando" del médico Dr. Buchwald me abrió los ojos. Y cuando he observado en la familia, pude comprobar que cuando menos y más tarde los padres habían vacunado a sus hijos, más sanos estaban los niños. Qué casualidad. Efectos secundarios graves de los cuales tengo información, hay tres en mi familia. Uno de los casos es mi hermana más joven que casi no ve. Yo personalmente estuve gravemente enfermo del riñón por una enfermedad autoinmune después de una vacunación. Y un primo mío tuvo complicaciones muy graves después de la vacuna MMR, un retraso en el desarrollo del lenguaje con todo lo que comporta. El matrimonio de sus padres se rompió a consecuencia de ello, el padre alcoholizado fue atropellado por un coche y la madre bebe, de vez en cuando tiene períodos de abstinencia. La hermana y la madre no están de acuerdo en que se destruya la calidad de vida de los niños y es mejor no traer ningún hijo al mundo.

No, los niños no, las vacunas digo yo, pero ella continúa firme con su punto de vista diciendo que este problema también hubiese podido aparecer como consecuencia del sarampión. Ella trabaja con niños minusválidos como cuidadora, y verdaderamente, es algo ignorante.

Tengo tres hijos robustos y no vacunados, que se desarrollan y pueden desenvolverse sin que su organismo haya de luchar contra estos graves venenos. Creo que no podría vivir con el desconocimiento de lo que una vacuna hubiese podido causar en mis hijos. Creemos que las vacunas no funcionan, las enfermedades no desaparecen tan fácilmente, sino que con el tiempo se alteran los diagnósticos. Nosotros entendemos la enfermedad como algo en el que el cuerpo asimila o transforma algo, en la dirección de que si el alma sufre, también sufre el cuerpo.

Experiencias con enfermedades, ya que me es más fácil empiezo por el hijo más joven:

3. hijo, la primera experiencia con una enfermedad fue alrededor del 7° mes de vida. Hicimos con él un cursillo de natación, y al día siguiente de la primera clase estaba resfriado y tenía tos. El curso duró tres meses y, al final podía nadar perfectamente, pero frecuentemente tuvo que tragar agua. Por lo demás no ha tenido problemas, tampoco con la dentición.

2. hijo, muy parecido. Su primera y única enfermedad, aparte de la piscina, a la que reaccionó igual como su hermano, fue una ligera conjuntivitis la primera vez que pasó el día solo en casa de los abuelos.

1. hijo, un examen con ondas ultrasónicas (ruido demasiado potente) y un trauma violento en la tercera visita de control (tuvo un ataque de pánico al serle examinada la cabeza con un aparato de ondas), todo lo cual asociamos a una tendencia a fiebre convulsiva, él tenía también mucho miedo cuando estaba cerca del aspirador en funcionamiento o de un taladro eléctrico. Asociamos en gran parte todas las

enfermedades siguientes con el tiempo que estuvo al cuidado de personas desconocidas. Frecuentemente tenía inflamaciones del oído medio, conjuntivitis y caries, tanto en los cuatro caninos como más tarde en los molares inferiores. De vez en cuando también tenía Neurodermitis en las corvas. Además tuvo una borreliosis de gravedad media con dolores de cabeza y fiebre después de una picadura de un mosquito, y tres veces Herpes (una de ellas en la nariz). Una vez tuvo diarrea, con esto creo que está completa la lista de patologías.

La diferencia entre el primer niño y los otros dos es que yo (la madre) con el primer niño aún estaba estudiando. Al principio y principalmente era cuidado por el padre, después al año de edad se le llevó a una cuidadora y, con 2 ½ años al jardín de infancia. La cuidadora nos convenció de que lo sacásemos de nuestra cama, la consecuencia fue una Neurodermitis, lo pusimos de nuevo en nuestra cama, no obstante tenía mucho miedo de "perdernos" y el eccema en las corvas necesitó bastante tiempo para desaparecer poco a poco.

Los otros dos desde el principio los cuidé yo, tampoco durmieron solos. Mi trato con los niños, con el tiempo, ha mejorado. Muchas faltas que cometí con el mayor por falta de experiencia no las he repetido con los otros.

Cuando el mayor tenía cuatro años lo saqué del jardín de infancia, allí no se encontraba cómodo (se le aisló a consecuencia de sus dientes defectuosos) y yo no pude soportarlo más. Desde entonces no ha estado más enfermo, como sus hermanos; a excepción de la conjuntivitis que tuvo cuando iba al jardín de infancia, fue el único que la tuvo en aquel momento, no ha tenido ninguna enfermedad contagiosa. Pero también pensamos que las enfermedades contagiosas surgen del niño y no porque otro niño también las tenga.

Nuestra estrategia en la relación con las enfermedades es que nosotros atendemos las preocupaciones y necesidades de nuestros niños, estamos por y para ellos (prevención) y si aparece alguna enfermedad se trata con Homeopatía, sales de Schüssler, medicina naturista, remedios caseros,... Nuestra experiencia nos ha demostrado que de esta forma el riesgo de enfermedades se relativiza mucho y las enfermedades mismas no tienen gravedad. De mis observaciones puedo sólo decir que la salud es un buen trabajo de los padres, no es el resultado de que se ponga o no una vacuna. Es una muestra de cuan acogido, cuidado y protegido se siente el niño en su entorno.

Naturalmente hay gente que no entienden porque no se vacuna, intentan aclararnos que la enfermedad será mucho más complicada o grave y que las vacunas no son causa de los efectos secundarios o negativos, éstos son la hiperactividad, la vista defectuosa o la alergia que tiene su hijo. Decimos que nosotros optamos por una vía alternativa y tratamos las enfermedades de otra forma, por lo que las vacunas no entran en esta vía como prevención.

En la familia también se habla de ello, pero lo aceptan aunque no todos están convencidos.

Los médicos de la zona se ponen agresivos y por este motivo ya no acudimos a ellos con los niños.

El jardín de infancia entonces lo aceptó, lo que pasará con la escuela, ya lo veremos, pero ¿qué han de hacer? Estamos realmente en contra".

No vacunar, se nota que es correcto

"Nuestro hijo tiene ahora dos años y no ha recibido vacuna alguna. Nos hemos decidido por buscar informaciones y apoyo entre conocidos que tampoco vacunan. En el círculo familiar se choca con un muro de incomprensión ante esta decisión. Nuestro hijo ha tenido sólo una vez una varicela débil libre de complicaciones. Él tenía frecuentemente ataques de tos, en parte muy fuertes, que algunas veces duraban semanas. Entonces fue tratado homeopáticamente, no constitucional, ya que todavía no se ha hecho una anamnesis (hasta ahora por motivos económicos, pero estamos decididos a hacerla). A veces sustituimos la ingesta de glóbulos homeopáticos por friegas o fricciones con productos naturales, inhalaciones de agua salada y jarabes herbales para la tos, pero no estamos satisfechos del todo con esto. Tenemos la impresión que el proceso de recuperación con todos estos productos se ralentiza, dura mucho más que si dejamos al organismo recuperarse por sí sólo. El pediatra homeópata nos dice pero, que la tos no ha de ser motivo de preocupación por su frecuencia y en esta edad es normal. Se contagió con la enfermedad de manos, pies y boca también conocida como exantema vírico de manos, pies y boca la cual transcurrió sin tratamiento. Todos los dientes salieron sin problema alguno.

En casa se hizo una gran herida en la frente que necesitó ser cosida, lo que nos causó gran sorpresa es que los médicos no intentaron convencernos para una posterior vacunación antitetánica, tampoco la hubiéramos aceptado. Aunque se captó enseguida que se reprobaba nuestra decisión. Nuestro hijo muerde frecuentemente, fue hace más de un año, hemos sabido de unos padres cuyo hijo fue mordido. Inmediatamente fueron con la ambulancia al servicio de inmunología para estar más seguros de que nuestro hijo no le había contagiado cualquier enfermedad a su hijo. Nuestro hijo es un niño muy vital, despierto y alegre. Nos mantenemos firmes en nuestra decisión de no vacunar, yo, como madre, no puedo decir que contemplo despreocupadamente las posibles enfermedades infantiles. No ignoro que algunas se necesitan incluso para una robusta formación del sistema inmunitario, pero espero, por miedo a complicaciones, que pasen por alto. Pasamos mucho tiempo al aire libre y a menudo mi hijo come con las manos sin lavar, pienso que será una contribución a elevar su fuerza inmunitaria. Estuve 15 meses amamantándolo, no ha tomado nunca leche de vaca, pero sí algunos productos lácteos, por lo general cuidamos una alimentación integral, variada, pero sin estar pendiente de incluir todos los nutrientes necesarios. No toma ningún complemento. En su primer año de vida le di diariamente un masaje con aceite ayurvédico especial como reforzante inmunitario. Vacunar o no vacunar, no es una elección fácil, pero no vacunar presiento que es correcto. Ningún ataque masivo a un organismo en pleno desarrollo, del cual nadie sabe a qué influencias externas habrá de enfrentarse (por ejemplo contaminación eléctrica, etc.)".

Una lanza a favor de tener fiebre

"Mi hija nació en 1990, en casa (¡¡¡¡nunca tomaría otra decisión!!!!) y no vacunada, completamente.

Acudimos puntualmente a las visitas reglamentarias de control, al finalizar éstas desde entonces la he tratado yo misma (desde el año 1988 soy naturópata).

Ya que también tengo una formación en homeopatía clásica, estaba para mí muy claro que no sería vacunada y estoy muy agradecida al padre de mi hija por su confianza y apoyo.

Mi hija está sana, a excepción de unos pocos resfriados. Cuando está enferma, guarda cama unos dos días y después ya está recuperada.

Sólo dos enfermedades cuando era muy pequeña le duraron más tiempo: una fue presuntamente el sarampión, el cual traté homeopáticamente y más abajo describo la segunda enfermedad.

Los días que faltó en la escuela hablan por sí solos, en 13 años no tuvimos que ir ni un día al médico para recoger el "certificado" para la escuela. Se puede decir que sólo estaba levemente enferma como máximo 4 veces al año. O sea, una niña sana.

Lástima que no se haya conseguido en el tiempo que ella estuvo en el jardín de infancia que tuviera otras enfermedades infantiles, lo que yo hubiera celebrado. Mi experiencia es que las enfermedades infantiles típicas son importantes procesos para el desarrollo y el refuerzo del yo de un niño y la posibilidad de formar la exposición a las cargas de salud heredadas de los antepasados. Con un tratamiento adecuado los daños hereditarios tan citados en todas partes no son de temer, ¡sino todo lo contrario! Pero evidentemente mi hija con su estado de salud tan robusto no ha tenido necesidad.

Sin embargo quisiera aprovechar esta oportunidad para romper una lanza a favor de la fiebre: Me acuerdo muy positivamente de dos enfermedades, estoy contenta de que las tuviese: con cerca de 9 meses estuvo con fiebre durante 10 días, cerca de los 40° C. Estaba echada plácidamente en el sofá bajo los efectos de la fiebre. Yo estaba contenta de que ella tuviese fiebre y al mismo tiempo en tensión por saber cuál sería la consecuencia de este proceso.

La familia de su padre, y él también tenían hongos galopantes en las uñas de los pies y mi hija vino al mundo con las uñas de los dedos gordos de los pies que parecían infectadas de hongos (seguramente que un médico convencional hubiera dicho que no era posible), parduscas, gruesas y estrechadas en la punta.

¿Por qué menciono ésto? Después de este proceso febril de 10 días empezaron a crecer las uñas completamente sanas, también aquí enfrentarse con los rasgos heredados fue un éxito.

Cuando ella tenía unos dos años contrajo un eritema infeccioso, también después siguió la recuperación: desde bebé tenía puntos rojizos en ambas mejillas lo que frecuentemente hacía que me preguntasen si la pobre niña tenía Neurodermitis. Ya que no se rascaba y no molestaba su buen estado de salud, yo esperé… después del eritema ¡habían desaparecido los puntos rojizos!

Soy plenamente consciente de que mis conocimientos como naturópata son una gran ventaja y no he de batirme con el miedo. ¡Lo haría así una y otra vez!"

Teoría vacunal tambaleante

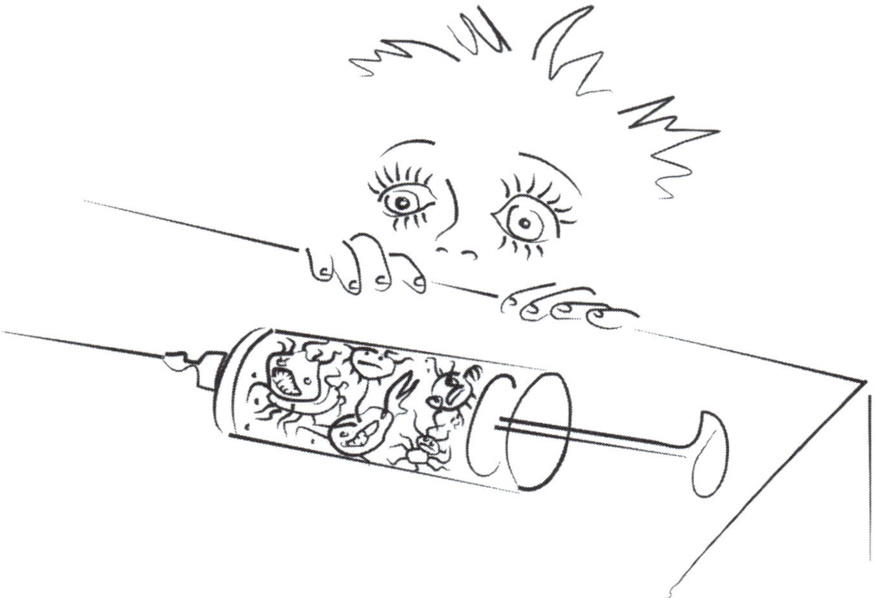

"Hace por lo menos cinco años que empecé a ahondar en los riesgos de las vacunas y a examinar su sentido, ya que algunas vivencias personales con las vacunas me volvieron suspicaz. He estudiado profundamente el tema: Búsquedas en Internet, colección de documentos, reportajes de experiencias, lectura de libros sobre el tema. Pero me he concentrado a dos en especial: Reportajes de experiencias de padres y lecturas de médicos críticos con las vacunas. El resultado o mejor dicho, mi conclusión, ha sido que la práctica y la teoría de la medicina convencional no coinciden.

Desde que hice mis indagaciones pongo en duda la

teoría vacunal. Yo, personalmente, tengo a las vacunas por falsas y peligrosas. Ya que, ostensiblemente, pone enfermos a niños y a adultos. Leí sobre los casos de muerte de niños lactantes causados por la vacuna Hexavac en el año 2004. Esto solo ya sería suficiente. Hexavac se retiró del mercado. Se aceptó la conexión temporal de las vacunaciones y los casos de muerte repentina. Pero la información que se publicó en la prensa no fue así y nombraron otros motivos.

La glorificación de las vacunas como uno de los más grandes logros de la medicina no me hizo suspicaz, en absoluto, pero sí lo que se silencia, lo que se barre bajo la alfombra, lo que se bagateliza. Por ejemplo, venenos como el aluminio, el mercurio y el formaldehído que añaden a las vacunas, los cuales pueden causar dramáticas consecuencias y debilitan el organismo. Soy de la opinión que para estas sustancias no hay una cantidad mínima que posibilite su tolerancia. Estas sustancias forman parte de las vacunas las cuales junto con una proteína como serum portador y germen modificado se inyectan directamente en la sangre o en el tejido muscular. La naturaleza no lo ha diseñado así, sin duda alguna. El hombre está en su entorno perfectamente adaptado. Considero petulante aceptar que las vacunas hagan lo que la naturaleza y nuestro organismo de forma natural desde el principio de los tiempos hacen. Hasta ahora la humanidad ha sobrevivido. Sin vacunas. La historia de la medicina muestra que, cuando el hombre interviene en los procesos naturales, aparecen más daños que beneficios.

Hace poco pregunté a mi cuñada, médica veterinaria oficial, anteriormente veterinaria asistente, si me podría facilitar un listado completo de todos los componentes vacunales. Me comunicó que ella no dispone de una cosa así y que tal vez podría informarse en industrias farmacéuticas. Resumen: Incluso médicos que vacunan, da igual veterinarios o médicos de personas, no conocen ni los componentes ni sus riesgos.

Mis dos hijos, por los motivos más arriba señalados, no están vacunados. En caso de infecciones (gripe o similares) se curan en pocos días y si se precisa utilizamos remedios de la medicina naturista, fitoterapia, homeopatía y otros remedios de plantas. Una vez mi hijo tuvo la tos ferina. Pero no le perjudicó. Según mi experiencia los remedios naturales y los homeopáticos actúan rápida- y efectivamente y apoyan la inmunización natural. Remedios similares para la tos ferina: Drosera C12 y C200. Además, bálsamo para el pecho con aceites etéricos, Umckaloabo, GrippHeel, Vitamina C en forma de ácido ascórbico en polvo con té de miel, infusión de tomillo, aceite de eucalipto para masajes en el pecho y para la lámpara de aromas. Se recuperó y hasta ahora no ha vuelto a enfermarse.

Con dos meses se contagió de un virus gripal. Necesitó dos semanas para recuperarse con ayuda de Homeopatía, Fitoterapia, aceites etéricos, infusión de hinojo con miel, GrippHeel y Umckaloabo a las dosis adecuadas. Se ha desarrollado perfectamente bien y desde entonces se puede decir que enfermo, enfermo, no lo ha estado más. Tiene un sistema inmunitario verdaderamente robusto. Aún no ha tenido que guardar cama por fiebre elevada. Sólo una vez un poco elevada que desapareció por sí sola. Ningún dolor de oído. Ningún problema de la piel. Ninguna tendencia a infecciones. Ninguna alergia. Sencillamente, está sano. Desde el segundo año de vida que no hace la siesta. Permanece despierto durante catorce horas. Duerme diez horas. Muy equilibrado. Ningún miedo. Desde los nueve meses camina sin ninguna ayuda. Por lo demás, subir, saltar, movimiento, motórica, fantasía, riqueza de ideas, creatividad de acuerdo a la edad.

Mientras que otros niños en el parque van por ahí con la nariz roja e hinchada o si van sin gorro y bufanda se resfrían al instante y tienen dolor de oído (lo que me han contado otras madres), mi hijo no tiene ningún problema. Ya en los primeros días hermosos de primavera salta al agua fría del riachuelo, porqué así lo quiere él, sin perjudicarlo o dañarlo. Él tiene un muy buen sistema de regulación de la temperatura corporal y el agua fría no le hace nada. Sus pies y sus manos están siempre calientes.

Si él se siente flojo, sin energía por causa de una infección menor o en proceso de crecimiento, pasa esto sin llorar ni quejarse. Él juega más tranquilo o se acuesta en la cama y duerme. Él me dice lo que necesita o lo que le he de hacer. Tengo en el armario los remedios naturales necesarios (Glóbulos, infusiones herbales, miel de hinojo, aceites etéricos, Umckaloabo, GrippHeel, etc.). Y después de un par de días ya está recuperado como si no hubiese pasado nada.

Hasta ahora no hemos necesitado ir al médico, a excepción de las visitas de control al pediatra. Porque sencillamente no fue preciso. Una vez en una consulta de un pediatra, la ayudante me increpó tildándome de imprudente por no vacunar. Lo imprudente es, creo yo, no comprobar los dogmas de las tesis doctrinales médicas y saber si son correctos o no. Cuando la teoría (teoría vacunal) y la práctica (daños vacunales) chocan, es que algo ha funcionado mal. Muchos médicos catalogan este estado de bagatela y utilizan la terminología "Daños colaterales". Éstos han fallado en su profesión y no habrían de poner, en su vida, la mano encima de un paciente.

En cada visita de control, ya en la recepción, mostramos un documento en el cual manifestamos categóricamente que rechazamos las vacunas. También detallamos los motivos, las fuentes de información así como lecturas de médicos críticos con las vacunas. También incluimos investigaciones que han necesitado largos años y motivos indiscutibles que apoyan que las vacunas incluyen un riesgo muy elevado. Ante la negativa del médico a firmar este documento, la responsabilidad ante posibles consecuencias de la inyección es del médico que ha recetado la inyección.

A mis hijos no los quise llevar antes de los cuatro años al jardín de infancia, considero que antes de esta edad es demasiado pronto. Por descontado, también aquí nos informamos y habíamos recogido documentos al respecto. Resumen: Hay jardines de infancia que no admiten en absoluto niños que no hayan sido previamente vacunados. Y otros quieren en la inscripción un documento firmado asumiendo la responsabilidad en caso de futuras consecuencias por no estar vacunados o por faltar vacunas. Que eso es ilegal, no lo saben muchos padres. En Alemania, no hay ninguna obligación legal de vacunar. La decisión vacunal es individual y libre. Precisamente, porque hay efectos secundarios, los cuales según mi impresión, se mencionan muy escuetamente en el prospecto de los serums vacunales. Los jardines de infancia actúan ilegalmente, así de esta forma, los padres preocupados acceden a vacunar.

En el caso de mis padres, ambos profesores, reina la duda en muchos puntos según mis indagaciones y reclamaciones. Me tranquilizaré y me siento como si exagerase. Ellos piensan que actuaron correctamente al seguir las recomendaciones. "Antes era así. Se hacía así". Ellos mismos toman antibiótico tan pronto observan que las infecciones duran demasiado. Tienen confianza en su médico. Y hablando en general: Posiblemente aquellos que han estudiado, mucho más tarde han comprobado, también el saber de una universidad llega el momento que está desfasado y un examen de estado, título o matrícula de honor no protegen de la propia locura. El hombre aprende durante toda su vida.

Yo misma recibí desde mi nacimiento en el año 1982 todas las vacunas que se recomendaban. Después de la vacuna de la difteria y tos ferina enfermé de un Pseudo-Krupp y Tos ferina. Esto fue a partir de los dos años. A partir de los cuatro el diagnóstico fue Asma bronquial. Sin disposición genética. Una doctora, la cual no sigue su profesión de acuerdo a las medidas científicas, dijo: "Siempre hay un primero". Así habla alguien para el que la enfermedad es Status Quo.

Eventualmente aparecieron factores que agravaron la situación (falta de vitamina C, tratamiento inadecuado, etc.). Sin Berotec (aerosol antiasmático) y Symbicort (inhalador en polvo) no estoy, en absoluto, en buena forma física y tampoco vital. Yo creo que se trata de una debilidad del sistema inmunitario como consecuencia de las vacunas. Esto no se lo cree nadie, y, ni que decir tiene, tampoco la medicina convencional. Como mucho describen a las vacunas como una especie de "Trigger" (disparador o gatillo) que refuerza determinadas disposiciones. Pero yo, antes de las vacunaciones, estaba completamente sana. Los ataques de tos a última hora de la tarde y durante la noche de mis dos y tres años de edad, con náuseas que hacían volver mi cara de color azulado por los esfuerzos, fueron dictaminados por los médicos convencionales como una forma de llamar la atención y por ello no se tuvieron en cuenta. Más adelante el consejo médico fue: Colgar paños húmedos en la habitación. Se buscaron causas psíquicas. Necesité una década para superar la carga anímica que implicó la suposición de que yo misma había provocado la enfermedad u originado el asma. Pero no pude conseguir, con la fuerza de mis pensamientos, terminar con los severos ataques de asma que tornaban mis labios azules.

Dicho sea de paso, mis hijos están completamente sanos y no han heredado el asma. Presumo que una grave enfermedad asmática tiene mucho que ver con las vacunas. Como otras muchas enfermedades del sistema inmunitario. Tengo la opinión de que las enfermedades provocadas por las vacunas no son hereditarias. Pero en familias que no han puesto en duda las vacunas, todos están vacunados y parece que haya una predisposición familiar a determinadas enfermedades. Las vacunas no se reconocen como causa posible.

Mi alimentación es absolutamente vegana por causa de una fuerte alergia contra cualquier forma de proteína extraña. A excepción de la proteína vegetal. Por lo demás nos alimentamos de forma acostumbrada. Hay sólo, por principio, algunos tabús para mi marido, mis hijos y yo: Antibióticos, Cola, Fanta, Sprite, conservantes, pastillas D-fluorette, comidas sazonadas con sal yodada, colorantes, potenciadores del sabor (Mononatriumglutamato), aditivos químicos (con E-), ácido cítrico (con E-, no confundir con ácido ascórbico o vitamina C), sustancias sintéticas.

La salud, según mi punto de vista, se resume bajo un simple denominador: Todo lo que es de origen natural y compuesto naturalmente es aceptado perfectamente por nuestro organismo, sin causar daño alguno. Pero siempre que el hombre quiere enfrentarse con la naturaleza o con los procesos naturales ocurren las adversidades.

Puedo reconocer felizmente que yo, como enferma crónica, he traído al mundo dos niños sanos. He confiado exclusivamente en la naturaleza y en la homeopatía. No he amamantado a mis hijos para no transmitirles la información de mi sistema inmunitario dañado. Con Novalac, como sustitutorio de la leche materna he tenido muy buena experiencia. Y siempre que creí necesario le añadí sales de Schüssler.

En los tiempos actuales la precisión y la elección exacta son excelentes preventivos. Las causas directas serán fáciles de reconocer si se tienen conocimientos básicos. La confianza ciega no es aconsejable en un mundo dónde los factores económicos y monetarios son los dueños del mundo. Posiblemente viven más y mejor los que no lo ignoran.

Deseo a todos los niños y a sus padres la mejor salud y la posibilidad, siempre que sea necesario, de ayudarse a sí mismos y que tengan confianza en su propia intuición. La naturaleza quiere lo mejor para los habitantes de la tierra, sino no hubiésemos llegado a vivir tanto. No hemos de permitir que el poder y el dinero jueguen con nuestra salud. Sino pedir consejo a aquellos a los cuales nuestra salud les toca al corazón y están al servicio de la humanidad".

Que bien, que no me has vacunado

"Tengo tres niños de 16, 14 y casi 9 años. Todos mis hijos nacieron por cesárea de necesidad y por ello tuvieron un principio difícil.

Por suerte en mis dos primeros hijos tuvimos un médico pediatra antroposófico, el cual vacunó a mi hijo mayor con un año de Polio (oral) y de Tétanos y Difteria. Yo no me había preocupado nunca sobre las vacunas. Sólo cuando mi hijo recibió la tercera vacunación de inmunización básica, cambió todo.

Ya con el pinchazo lloró amargamente, cuando anteriormente no había sido así. Tuvo fiebre y el brazo se le hinchó como consecuencia del pinchazo

Después de hablar con el médico me aconsejó ponerle cataplasmas de cuark y glóbulos homeopáticos de Apis/Belladona de WALA. Parecía, exteriormente, que estos remedios le habían ayudado, pero lo que había pasado internamente, se puede sólo presumir. Con 8 años se le diagnosticó ADS con una ligera Hiperactividad.

Recibió una vez más la vacuna del tétanos como recordatorio, y otra vez la misma comedia. Después me prometí a mí misma no vacunar nunca más.

De enfermedades infantiles él tuvo la fiebre de tres días, la varicela y la tos ferina, ¡maravilloso! Acompañado de homeopatía, las dolencias transcurrieron sin complicación alguna, seguidas de grandes muestras de desarrollo.

En consecuencia, mi hija ya no fue vacunada, después de destetarla tuvo una Neurodermitis muy grave, que también con homeopatía se curó completamente. A la edad de diez años recibimos el diagnóstico de Autismo atípico y mutismo. No quiero ni pensar, que hubiese pasado, si la hubiésemos vacunado. Después de mi primer embarazo muy dramático que terminó con una cesárea por causa de una preeclamsia, cuando estaba embarazada de mi hija yo tenía grandes miedos de los efectos extremos que pudiese tener, aparte de que yo creo que hay una predisposición genética. Pero esto no lo hemos hecho comprobar. El nacimiento de mi hija se estaba retrasando y pasadas dos semanas se había de provocar. Yo pensaba que esta vez podría tener un parto natural, pero ni tuve dolores ni se dilataba suficiente el orificio uterino. Mis nervios estaban tocando a su fin y después de 12 horas con el gotero para provocar los dolores de parto, se hubo de hacer una cesárea. Mi hija lloraba raras veces y desde el principio mostraba un retraso en su desarrollo, lo que el pediatra de entonces no valoró debidamente. Al menos tuvo ella también la varicela. Cuando su hermano mayor tenía la tos ferina, cada noche durmió con él y no enfermó activamente, lo cual, hasta hoy, encuentro fenomenal.

Mi tercer hijo (un niño) nació demasiado pronto y en la semana que dí a luz pesaba aún muy poco, lo que indicaba, como en el hijo mayor, una preeclamsia. Se hicieron muchas pruebas sobre el metabolismo pero no se encontró nada. Entonces iba a un pediatra convencional el cual me riñó tachándome de irresponsable al saber que no quería permitir que vacunasen a mi hijo, y por suerte hasta hoy no lo he hecho.

Hay la sospecha de que se trata de un problema en la trisomía 21, pero no hemos hecho hacer ningún test, ya que psíquicamente está en muy buenas condiciones y sólo tiene un par de dificultades en el campo social-emocional.

Tenía cerca de seis años cuando después de comentarle su extraordinaria habilidad creativa y su talento práctico, me dijo: "¡Mamá, que bien que no me hiciste vacunar, porqué sino todo esto no estaría!"

Yo, entonces, encontré este comentario verdaderamente muy extraordinario, que él por sí mismo hubiese visto la conexión. También tuvo la varicela.

Mis dos hijos mayores los amamanté completamente, sólo con mi tercer hijo no pudo ser, ya que para él la acción de chupar era completamente imposible, estaba demasiado débil, y yo tuve una depresión post-natal severa que requirió tratamiento medicamentoso. Al no tener ni el más mínimo sorbo de leche materna, lo que hasta hoy lamento mucho, durante los primeros años de vida estuvo muchas veces enfermo y necesitó frecuentemente antibióticos. Al contrario de sus hermanos. El mayor tomó su primer antibiótico con ocho años (a causa de la tos ferina, para que no contagiase a su hermano) y nuestra hija sólo una vez a los trece años.

Deseo para lo sucesivo que continúe habiendo libertad de vacunación en Alemania y que los padres sean mejor informados. También deseo para mí más información sobre las enfermedades infantiles por su gran importancia en el desarrollo personal".

Schock ante la verdad

"Yo misma soy naturópata y en el año 2003 tuve la inmensa suerte de participar en un simposio vacunal, al cual, entre otros, también asistieron Anita Petek-Dimmer y el entonces presidente del STIKO, Dr. Schmidt, como conferenciantes. Hasta entonces no había pensado mucho acerca de las vacunas. Sabía de sus efectos secundarios, pero como la mayoría, creía que las ventajas eran superiores a los perjuicios. No estaba suficientemente informada. Después del simposio mi schock había sido tan fuerte que estuve tres días dándole vueltas a la cabeza. Un schock producido por una serie de verdades absolutas deducibles, informaciones demostrables mantenidas en secreto y tácticas de manipulación de la industria farmacéutica, los estamentos oficiales y la comunidad médica que se pusieron al descubierto. Desde este día me ocupo intensamente del tema vacunal y yo misma doy cursillos sobre las vacunas.

A partir de entonces me he ido especializando en el tratamiento homeopático para niños y mujeres, en particular en el tratamiento de los daños vacunales. Ya que en el 2008 estaba embarazada, animada por mi comadrona, me dediqué intensivamente, además, a la rutina médica o protocolo en el embarazo y en los bebés o lactantes.

Nuestra hija pertenece con toda probabilidad al 0'01% de niños que desde el nacimiento se han tratado única y exclusivamente con homeopatía y osteopatía. En el hospital, ya que nació por cesárea, accediendo a mis deseos no se le fue administrado el paquete, negligente por todos lados (vitamina K, vitamina D, flúor, etc.). No se le bañó y tampoco se le hizo el test en el talón, evitándole de esta forma el pinchazo, como tampoco el examen por el pediatra de la clínica, el cual al tercer día después del nacimiento me riñó groseramente acusándome de irresponsable, antes de echarnos, literalmente, de la habitación. A mi hija, inmediatamente después de nacer, mi marido le dio Árnica y Acónito C30 alternados y a las cuatro horas de vida una colega le hizo un tratamiento cráneo-sacral.

Además tuvimos un principio difícil en cuanto a salud se refiere, lo cual achaco al 100% a la cesárea, por ejemplo, cólicos intestinales y dermatitis del pañal, estenosis del canal lacrimal, costras o escaras lácteas muy fuertes (infusiones de antibiótico durante la cesárea), convulsiones diafragmáticas (separación umbilical abrupta), dificultades para dormir (narcótico, separación), dificultades con el contacto y con la lactancia (separación de madre e hijo después del parto) y resfriado crónico (enfriamiento en el quirófano).

Es una niña, que desde que la conozco, ni una sola vez se ha dejado influir o manipular. Ella sabe exactamente lo que quiere, mira directamente a los ojos de la persona que tiene enfrente, y no retrocede ante nada, incluso cuando se le ofrece una alternativa mejor. Es muy firme en sus decisiones, no deja que le cambien X por U y nos deja perplejos con su inteligencia preclara. Tiene un olfato imperturbable o un sexto sentido para captar quien le va a caer simpático y quien no. Si es no, no responde a ninguna pregunta. Por su especial natural comunicativo tanto podría ser periodista o artista de cine como vendedora de alfombras, pero si no siente confianza, no dice nada, así de claro. Ella tiene un don de comprensión superior a la media, particularmente para palabras, tiene un extenso y activo vocabulario digno de causar envidia a cualquiera. Ya con un año y medio decía frases completas de forma perfecta; yo, como vacunada, seguramente que a su edad sólo podía decir "Gack".

No obstante tener toda la fuerza de voluntad y fortaleza corporal (de tanta energía y fuerza como tiene lo que más le gustaría es correr en la maratón y levantar pesas), es extremadamente compasiva y se cuida conmovedoramente, dentro de sus posibilidades, de débiles y enfermos. Es en ella imposible de pensar en un comportamiento repugnante o cruel con sus compañeros del jardín de infancia. Esto la hace casi exótica y queda muy tocada si de repente alguno de sus compañeros la maltrata con dureza o arbitrariamente.

Incluso cuando está enferma, por ejemplo, cuando tuvo la tos ferina, la cual invadió el jardín de infancia como si fuera una epidemia, a pesar de su sintomatología continuó tan en forma y fiel como siempre. Un extraño no hubiera notado que la niña estaba enferma. En el jardín de infancia se habló del Noro-Virus, un virus del estómago e intestino, en cuatro horas ya lo había superado. Ha vomitado un par de veces, sin más complicaciones, después se ha dormido y a la mañana siguiente se ha levantado completamente en forma, como si no hubiera pasado nada. No obstante, se le administró fósforo en un preparado homeopático. También infecciones graves como las que tuvo después de la tos ferina, una especie de pulmonía (el germen RSV, que también circuló por el jardín de infancia) con fiebre elevada, con ayuda de la homeopatía se solucionan en pocas horas, como máximo días. Se recupera muy rápidamente y todas las enfermedades transcurren sin complicaciones. Al pediatra sólo lo vemos en las visitas de control reglamentarias.

Se tiende voluntariamente en la camilla, acepta sin protestar los tratamientos, ya que es la terapia cráneo sacral y no siente ningún miedo ante terapeutas y médicos. Resumiendo: no se le ha hecho nunca daño. Y sus fronteras tampoco han sido nunca traspasadas.

Mi decisión de no vacunarla está compartida al 100% por mi marido. Él no es partidario o es muy escéptico al respecto. Como en todos los temas de la vida, pero sobre todo en el tema vacunal, la posición de pro o de contra depende del grado de información. Quien se haya hecho una idea de acuerdo a la información ofrecida en los espacios de publicidad televisiva o en la prensa local, no puede comprender las causas secretas que se esconden detrás de esta norma y está supeditado a lo que otros consideran bueno o malo.

Con mucho gusto finalizo mis charlas y conferencias con la frase siguiente:

Es privilegio suyo poder informarse, pero también es su derecho, no hacerlo. En caso de duda pregunte a su médico o farmacéutico".

Siempre sólo fideos

"Mis dos hijos: Niña nacida el 11.08.08 (4 años) y niño el 08.06.10 (2 años), ambos sin vacunar.

Niña: El nacimiento transcurrió normal y fue amamantada durante ocho meses, de ellos, los primeros seis completamente. Con nueve meses le salieron los primeros dientes y la primera tos. Con los próximos dientes la mayoría de veces también tuvo tos y catarros. En Enero, con diecisiete meses, empecé a llevarla tres veces semanalmente a un miniclub y tuvo frecuentemente resfriados. Todo fue tratado con glóbulos homeopáticos y tomillo. Casi con dos años, en Octubre, empezaron los primeros síntomas de una inflamación del oído medio, los cuales se trataron con

Nurofen y glóbulos. Hasta hoy ha tenido resfriados repetidamente y tres veces más síntomas de inflamación del oído medio. No se le ha dado nunca antibióticos. Por corto espacio de tiempo tuvo Neurodermitis en las corvas, la cual tratamos perfectamente con Própolis y al abandonar la ingesta de leche de vaca. Cuando empezó nuevamente a tomar leche de vaca, no apareció otra vez la Neurodermitis. En primavera se le extirparon quirúrgicamente los pólipos. La operación transcurrió sin problema alguno.

Por lo demás siempre se ha desarrollado precozmente. Ella es muy alta. Con diez meses andaba y con dos años y medio aprendió a ir en bicicleta en un día. Las dos educadoras siempre me dicen que está muy avanzada y es muy lista. Naturalmente es agotadora y siempre quiere decidir por ella misma. ¡Tiene una cabeza muy dura! Come más bien poco y siempre quiere pasta. Pero, ya vendrán tiempos mejores.

Mi hijo: Su nacimiento tuvo que ser por cesárea diez días antes del término. Las previsiones no eran buenas ya que ya no se movía. Después del nacimiento fue ayudado con respiración artificial, los pulmones no funcionaban correctamente. A consecuencia de ello entró líquido amniótico en los pulmones y tuvo una pulmonía. Su vida empezó al mismo momento que la administración de antibióticos. Al cabo de un tiempo llegó la tranquilidad. Fue amamantado durante doce meses, de los cuales siete meses completamente y sobre todo mucho. Se desarrolló muy bien. De peso ligero a peso pesado. Con seis meses le salió el primer diente y con él también tuvo bronquitis y a continuación una pulmonía. Fue una lástima que yo hubiese esperado tanto a llevarle al hospital, pensé que él tendría la fuerza suficiente para recuperarse, como pasaba con su hermana. También esta vez recibió inmediatamente antibióticos. Casi cada cuatro semanas en invierno tenía bronquitis la cual trataba rápidamente con inhalaciones, ya que podía derivarse una pulmonía. A causa de las muchas infecciones tuvo una anemia infecciosa, yo no quería llevarlo al hospital porqué después de la infusión que se le había de administrar vendría una vacuna inmediatamente después. Lo llevamos a un naturópata y poco tiempo después ya se había recuperado. Al invierno próximo tuvo también frecuentemente bronquitis. Este invierno pasado casi nada. Actualmente le estamos haciendo una cura intestinal ya que a causa de los muchos antibióticos no se ha podido regenerar correctamente.

Al principio su desarrollo fue normal. Después a causa de la anemia infecciosa sufrió un retraso. Al recuperarse, empezó a avanzar. Con doce meses empezó a gatear y al mismo tiempo a andar. En un abrir y cerrar de ojos había superado los retrasos. Por su edad está muy alto y bien desarrollado. A los seis meses, cuando tuvo la segunda pulmonía, pesaba once kilos y perdió bastante peso. Actualmente tiene 95 cm de altura y pesa 15 ½ kilos. Come muy bien, come de todo y mucho".

Dan miedo

"Mis hijos, mientras tanto dos niños súper sanos, están aún sin vacunar, porqué nosotros no vemos bien hacerlos víctimas de una vacuna quíntuple o séxtuple. Creemos que el lobby de la industria farmacéutica gana su dinero a costa de inocentes que sucumben a los miedos, con manipulación y corrupción. Es muy triste ver como médicos que han estudiado cooperan y apoyan esta situación. Es muy triste que a nosotros como padres se nos transmita un sentimiento de duda y culpabilidad, reprochándonos cómo es que podemos actuar así con nuestros hijos, esta pregunta la devuelvo muy rápido a quien nos la hace. Protejo a mis hijos y voy tan poco como me es posible a los profesionales de la medicina convencional, ya que desde el último control reglamentario he perdido por completo la confianza en los médicos (sin examinar a mi hijo, llevaba aún el traje de la nieve, sólo con mirarlo y auscultarlo, le diagnosticó una bronquitis crónica; el niño tenía entonces un año, y solamente tenía mucosidad, le dio supositorios de cortisona, los cuales, naturalmente, no le di)".

Sano como un roble

"Soy madre de tres niños, de edades de trece, once y casi cuatro años. A la más joven de mis hijas, hasta ahora, no la hemos vacunado aún, a pesar del pediatra, el cual en cada visita de control me lo recuerda muy agresivamente. Mis dos hijos mayores están ambos vacunados y cuando eran pequeños hasta que empezaron a ir a la escuela estaban constantemente enfermos. Desde Pseudokrupp hasta Neurodermitis han pasado por todo. También con cada uno hemos estado en el hospital, uno por inflamación y supuración de anginas y el otro por pulmonía doble. A mi pequeña hija, que en Julio cumplirá cuatro años, desde un principio me propuse no vacunarla durante el primer año de vida. El motivo está en que en nuestro círculo de amistades hay una familia que tiene una hija con un grado elevado de disminución psíquica que fue reconocido como efecto secundario de las vacunas después de ocho años de una batalla constante. La larga batalla fue por no aceptar el diagnóstico inicial de un trastorno "normal" en el desarrollo.

He leído mucho, pues, sobre el pro y el contra y he llegado al convencimiento que, esto también lo dice nuestro médico de cabecera, contra cada enfermedad hubiera la posibilidad de un tratamiento adecuado si los niños no estuviesen vacunados. ¿Por qué he de hacer vacunar de viruela o de parálisis infantil si en Europa se consideran erradicadas? En mi círculo de conocidos cada vez más observo que los niños no están vacunados, en absoluto, o parcialmente. ¡Hasta ahora mi hija no ha estado seriamente enferma! En el 2009 tuvo un resfriado que le duró tres días y en 2011, en Otoño, estuvo tosiendo dos semanas, por lo demás no ha necesitado aún ninguna clase de medicamento, porque verdaderamente ¡está sana como un roble! Por esto este estado de salud confirma mi posición y en un futuro próximo tampoco tomaré en consideración la posibilidad de vacunar. En Setiembre va a empezar en el jardín de infancia. En mis dos hijos mayores hubiese sido un auténtico problema el matricularlos sin estar vacunados. En aquel tiempo los jardines de infancia lo exigían. Ahora, hay una nueva dirección, y ya no hay problema. Mi compañera de trabajo tampoco ha dejado vacunar a su hijo de dos años y dice lo mismo, que casi nunca está enfermo, y cuando lo está, como máximo es un resfriado.

Yo misma, a excepción de la parálisis infantil, el tétanos y la viruela, tampoco estoy vacunada, porque entonces no era costumbre. De pequeña, enfermé de Sarampión, Varicela y Rubéola y superé estas enfermedades sin problema alguno. A la edad de 18 años tuve paperas y tardé mucho tiempo en recuperarme y fue verdaderamente muy duro".

Discusión estéril

"Mi hijo va a cumplir ahora cuatro años. No ha estado nunca enfermo. ¿Qué es un pediatra? No tengo ni idea, porque no lo he necesitado nunca.

Es un niño alegre, equilibrado. Ataques de rabia se puede decir que no los ha tenido. Se ha desarrollado de acuerdo a su edad. Y está más avanzado que sus compañeros en cuanto al lenguaje, la motórica y la agilidad mental.

Para los controles reglamentarios me decidí por un médico de medicina general, con orientación homeopática. Este médico ha hecho todos los controles reglamentarios. Con esto no ha habido discusión alguna ante mi decisión vacunal.

Nuestro jardín de infancia no nos ha dado ningún problema. Lo más difícil al principio fueron las relaciones con mi entorno. Aquí pude constatar que las discusiones no solucionan nada. Expongo mi opinión firme- y brevemente.

Mi decisión es al 100%. Respeto también las decisiones de otros padres que vacunan. Ya que los padres se han de decidir entre: Me responsabilizo de los daños secundarios que puede traer la vacuna o asumo el riesgo de enfermar de alguna enfermedad. Lo que es correcto o falso, lo que es mejor o peor, no lo sabe NADIE.

Espero con todo mi corazón, que cada vez haya más padres que tengan el coraje de tomar caminos que hasta ahora nadie los ha tomado."

Satisfecha con mi decisión

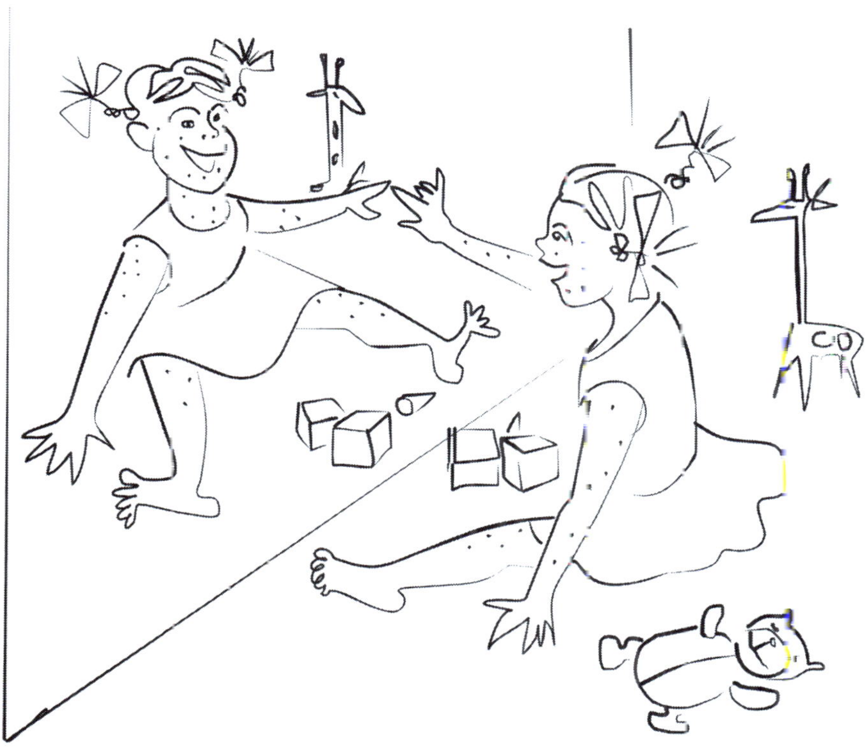

"Con mucho gusto quiero manifestar algo más sobre el tema de las vacunas, ya que nosotros consideramos muy correcto, que a las personas repetidamente se les informe de lo que pasa verdaderamente.

Sobre nuestra hija de casi tres años les diré que, Fiona es despierta, habla sin limitación y muy claro (ya empezó muy pronto) desde hace un año y medio no necesita pañales, está en buena forma, espabilada y rebosante de salud y si alguna vez está enfermiza es siempre resultado de una comida pobre en sustancias vitales. Hace más de un año tuvo síntomas de Rubeola por tres días y con cerca de dos años y medio síntomas parecidos a la escarlatina, cada vez aunque tuviese fiebre continuaba tan vivaz como siempre. Después de la recuperación podíamos comprobar cada vez que su desarrollo había hecho un salto.

Estamos muy satisfechos con nuestra decisión, de no vacunar a nuestra hija, ya que no sólo en comparación con otros niños vacunados sino también tenemos un ejemplo en nuestras vacas lecheras vacunadas obligatoriamente, cada día vemos los daños que causan los serums vacunales. De ello un corto reportaje:

Desde la primera vacuna contra la lengua azul, 07/08, hemos sufrido pérdidas dramáticas entre nuestras vacas lecheras, terneros y terneras. Aparte del bulto que queda en el cuello en el punto de la inyección, podemos reportar sobre otros daños realmente graves:

Por la mañana temprano encontramos muertas en el establo a vacas, terneros que nacen muertos, otros que nacen con los cuerpos deformes (por ejemplo, sin ano o con columna vertebral o piernas deformadas, lo que lastimosamente hace imprescindible la inyección letal), nacimientos complicados, matrices supurantes, evacuación del cuajo, vacas y también terneros con articulaciones abiertas, inflamadas y supurantes, enfermedades de las pezuñas e inflamaciones severas de las mamas, en conjunto y frecuentemente las enfermedades tienen procesos graves, lo que hace que a pesar de una buena atención médica y esporádicamente de cuatro veterinarios no se pueda hacer nada para su recuperación.

Además hay varios casos de defectos neurológicos graves en algunos bueyes jóvenes (entre 8 y 9 meses de edad), los cuales en el trascurso de tres o cuatro días llegaron irreversiblemente a la muerte, lo que guarda una semejanza con la BSE (¿tal vez metales pesados en las vacunas?)

Estos fueron los casos más difíciles pero en conjunto podemos observar que las pupas más inocentes de antes, desde las vacunaciones reglamentarias han aumentado drásticamente de frecuencia y de intensidad. Mientras tanto hemos llegado a un punto que creemos, relativamente, poderlo manejar otra vez, pero el ganado, se ve a ojos vista, que se ha dañado por generaciones. ¡Seguramente que con nosotros y nuestras vacas la industria farmacéutica ha ganado un buen dinero!

Seguramente que se ha bautizado al niño con otro nombre… y los daños que han originado a los rebaños de ovejas, cabras o bueyes… ¡se quieren achacar ahora al "Schmallenberg-Virus"! (Nos preguntamos cuando se incluirá en el plan vacunal la próxima vacuna obligatoria).

Es para nosotros un misterio, como no se ha visto esta conexión, particularmente cuando el individuo tocado ha sido constantemente observado. ¡Esta locura ha de acabar! ¡Gente, hablen otra vez y sean responsables!"

Vacunación, un gran error

"Nuestro hijo tiene cuatro años y nuestra hija dos. Antes del nacimiento de nuestro hijo nos quisimos informar exactamente sobre el tema de las vacunas. Leímos muchos libros y hablamos con muchos médicos. Muy rápido comprendimos que vacunar era un gran error, muy peligroso y que la mayoría de médicos no tienen idea de lo que es una vacuna y sus consecuencias en el organismo. Tanto los médicos como la sociedad van sin cuidado alguno con los serums vacunales, ni se preocupan.

Por ello nuestros dos hijos están completamente sin vacunar. Nuestros hijos fueron amamantados durante once meses y se tratan exclusivamente con medicina natural, homeopatía y osteopatía.

Después del nacimiento tampoco se les administró ni vitamina K ni D...

Mis hijos y yo somos vegetarianos. Nuestro hijo muy de vez en cuando tiene hasta 40° de fiebre, la cual observamos pero no intentamos bajar. El proceso febril dura una noche, a la mañana siguiente está otra vez en buena forma. Si está enfermo, por ejemplo, vómito y diarrea, duerme mucho, casi que no come, bebe agua y en dos días está recuperado.

Nuestra hija tuvo Neurodermitis y picores, empezamos un tratamiento con un homeópata que duró siete meses, tras los cuales su piel había sanado completamente. Ambos niños durante la fiebre de tres días durmieron mucho y después de bajar la fiebre y el eccema estaban otra vez recuperados. Después de tener fiebre mostraban haber hecho un desarrollo considerable. Podían hablar mejor, correr más deprisa, andar más seguros,...

Nuestro hijo tuvo: Dos veces un virus que le provocó vómito y diarrea que fue tratado homeopáticamente (Arsenicum Album C30), una vez la fiebre de los tres días, una vez una inflamación vírica del oído medio (tratada con Otovowen), al cabo de dos días recuperado, en los meses invernales varias veces resfriado y tos.

Nuestra hija tuvo: Del cuarto al onceavo mes de vida una fuerte Neurodermitis (del padre), tratamiento homeopático, a partir del primer aniversario estaba completamente sana, una vez la fiebre de los tres días, una vez un virus que le provocó vómito y diarrea, tratado con homeopatía; en los meses de invierno varias veces resfriado.

Mi marido y yo de niños nos vacunaron completamente.

Mi marido, después de una vacunación a los cuatro meses, tuvo una Neurodermitis muy fuerte que aún hoy de forma debilitada conserva. Ha tenido hasta hoy numerosas alergias. Tuvo algunas enfermedades infantiles a pesar de estar vacunado contra ellas. Incluso dos veces tuvo paperas.

Desde las vacunaciones de la infancia yo tengo dolores de cabeza y migraña. La migraña desapareció con un tratamiento de desintoxicación aplicado por un naturópata. Aproximadamente a los diez años tuve dos veces un quiste raro, supurante, que fue operado. También tuve enfermedades infantiles contra las cuales estaba vacunada. En nuestro círculo de conocidos y amigos hay, lastimosamente, algunos niños vacunados (a algunos pude yo misma convencerlos de no vacunar), se quejan continuamente de muchas complicaciones, como inflamaciones constantes del oído medio, las cuales casi siempre son tratadas con antibiótico. O constantes pulmonías que son tratadas con inhalaciones de cortisona. También otras enfermedades que transcurren con procesos febriles duran un largo tiempo y frecuentemente se complican.

Nuestra decisión de no vacunar fue aceptada por nuestra pediatra no sin rezongar al principio pero hasta ahora no hemos tenido problema con ella.

Nuestro hijo asiste a un jardín de infancia de la metodología Waldorf, no hemos tenido problema alguno por no estar vacunado. A mi familia, pero, no les hemos dicho que nuestros niños no están vacunados, no lo entenderían y nos tacharían de irresponsables.

Tampoco nadie nos lo ha preguntado, ¡porque vacunar es lógico! Yo sólo puedo decir: No vacunar fue la mejor decisión que nosotros pudimos haber tomado por nuestros hijos".

¿Por qué tus niños están tan sanos?

"Historia previa: Yo misma, la madre, nacida el 1971, fui vacunada de acuerdo a las normas, además recibí una tanda de vacunas complementarias ya que con mis padres hicimos varios viajes a destinos lejanos. Éstas fueron por ejemplo, las vacunas contra el cólera y de la fiebre amarilla, y muy probablemente también la de la Hepatitis.

En el transcurso de un año perdí la facultad de tener fiebre y ésto se consideró que era señal de buena salud. Por el contrario, durante años tuve repetidamente sinusitis, posteriormente fueron éstas relevadas por constantes inflamaciones de anginas. Repetidamente tuve que tomar antibiótico por lo que superaba el proceso.

La rotura del perineo sucedió en el año 2005, el mismo año en que nació nuestra hija. Cuando mi hija tenía ocho meses enfermé durante unas vacaciones de un grave resfriado. Otra vez ayudaron los antibióticos. Pero a partir de ahí, más o menos cada dos meses una nueva infección, sin fiebre, hacía su acto de presencia, sin la habilidad de vencer por mí misma la enfermedad. Algunas veces recibía antibióticos, otras varios preparados uno detrás de otro. Después de un año de tragar medicamentos y constantes recaídas, comprendí que esto así no podía continuar.

Como comadrona había conocido, mientras tanto, al Dr. Graf y la Homeopatía. Mi compañía de seguros me podía financiar el tratamiento homeopático en un consultorio de una asociación médica de Frankfurt, lo que acepté al cabo de dos intentos más bien insatisfactorios de un naturópata. Así empezó el empinado camino hacía mi salud. No tomé ningún antibiótico más a partir del 2006, conseguimos vencer todas las enfermedades con Homeopatía y recuperé la capacidad de la reacción febril. Mientras tanto, estoy muy raras veces enferma, a pesar de que he tenido tres hijos y si no me siento bien es suficiente con dormir un poco más y cuidarme para estar otra vez en forma.

Los niños: Mi familia, en el correr de los años, ha cambiado completamente a esta práctica. La explicación del porqué reside en que yo después de varios cursos de perfeccionamiento con el Dr. Graf no pude, ni quise, continuar vacunando a los niños de la manera acostumbrada hasta entonces. Esta decisión fue corroborada y aceptada tanto por nuestro pediatra como por nuestra doctora de cabecera. Lo cual les agradezco profundamente.

Entonces nos habíamos decidido por una triple vacuna: Polio, Tétanos y Difteria, la cual se había de administrar a nuestra hija al medio año de edad. El pediatra me informó que no había para niños pequeños. Nos recomendó la séxtuple. Reflexiones de nuevo, leímos libros de tema vacunal de los doctores Hirte y Graf, en Internet y también recogimos opiniones de padres críticos con las vacunas. Al final nos decidimos por la vacuna del tétanos cuando nuestra hija ya tuviese un año. El pediatra nos susurró: Si no quieren vacunar de nada más, no hace falta que vacunen contra el tétanos. Nos lo miramos sorprendidos, regresamos a casa y nos abalanzamos nuevamente al ordenador y buscamos en Internet sobre el tétanos. Después de ello decidimos no vacunar a la niña.

Nuestra hija se desarrolló estupendamente. A nuestro alrededor explotaron las cifras de niños con escarlatina, otitis, tímpanos reventados, bronquitis, pneumonias, asma, virus Rota, tos de Krupp, etc. Nuestra niña se mantuvo sana, a pesar de que a partir del año la llevamos a una guardería infantil, más tarde al jardín de infancia y ahora después del horario escolar va a una guardería. Con nuestros hijos también funcionó igual.

Cuando empleo la palabra “sano o sana” quiero decir: Todos mis tres hijos han tenido un número apreciable de enfermedades, de las cuales se han recuperado por sí solos o con ayuda de homeopatía al cabo de unos pocos días. No han tenido otitis, ni pulmonía, ni bronquitis. Tampoco escarlatina, a pesar de que constantemente ha habido casos en los establecimientos que mis hijos frecuentaban. Ni una sola vez varicela o piojos, los cuales acostumbran a aparecer en las guarderías y jardines de infancia.

Otras madres nos preguntaban con un poco de envidia: ¿Cómo es que tus hijos están tan sanos? A la mayor parte no les confesaba el motivo real, ya que tenía miedo, de que me pusieran contra la pared tildándome de madre desnaturalizada e irresponsable. Mis suegros tienen un gran problema con nuestra decisión y temo que lo mismo pasa en nuestros círculos de conocidos y amigos. La dirección del jardín de infancia lo sabe, con la directora de la guardería tuvimos una larga, constructiva y abierta conversación lo que hace que la tenga en gran consideración.

Repetidamente nos preguntamos si tal vez una parte de estas vacunas no se habrían de poner. Sea a causa de la presión social, sea por las improbables enfermedades o de su contagio. Hasta ahora el sistema inmunitario de nuestros niños ha respondido, se ha desarrollado perfectamente y nos ha recompensado con el 90% de la edad infantil libre de enfermedades, cosa que no ocurre con los hijos (vacunados) de nuestros amigos, conocidos o vecinos. Para esta mayoría es normal la toma de antibióticos de dos a tres veces al año. "En los primeros años los niños están enfermos constantemente", oigo a menudo, "sobre todo, cuando se les cuida fuera de casa".

A mis hijos no les pasa esto. Tampoco han necesitado antibióticos. Asisten a tres centros distintos de acuerdo a sus edades (mi hijo mediano es uno de los 60 niños del grupo), juegan en el barro, están mucho tiempo al aire libre, hacen deporte, comen dulces, tienen rasguños en las rodillas, chichones, pinchazos, heridas, como en todo niño normal.

Cuando nuestro niño mediano tuvo pólipos, acumuló durante mucho tiempo líquido en los oídos, lo cual me pasó inadvertidamente. Un conocido pediatra del círculo de padres de Frankfurt me hizo partícipe, reconociendo: "Su hijo debe tener un sistema inmunitario excelente, ya que a pesar de la cantidad de mucosidad que ha almacenado no ha tenido ninguna otitis". Mi doctora de cabecera, homeópata, dijo: "La mayoría de niños tienen fuertes dolores, cuando hay un diagnóstico parecido".

Al médico convencional no le dije la causa de este "extraordinario sistema inmunitario". De todas formas la consecuencia fue que a pesar de la acumulación de líquido se pudo evitar la operación. A finales de verano el agua, mejor dicho, la mucosidad, se había reabsorbido, el paciente estaba sano y el pediatra satisfecho.

Estas y otras experiencias y también los informes de padres que tienen niños sin vacunar, han conducido hasta ahora, a que nos hayamos decidido contra las vacunas. Tenemos miedo a sus efectos secundarios y aún más de los imprevisibles daños que puedan aparecer los cuales ningún experto achaca a las vacunas.

Mi amiga en Hamburgo tuvo una amarga experiencia, después de estar todo el primer año sin vacunar a su hijo, que crecía sano y sin complicaciones, siguiendo mis consejos. Con un año le pusieron la primera vacuna séxtuple. Cuarenta y ocho horas más tarde el niño yacía en la estación de cuidados intensivos, la primera vez de las tres que estuvo internado. Nadie creyó que una vacuna fuera la causante. También otros amigos que durante el primer año habían mantenido a sus hijos sin vacunar, tuvieron que internar por urgencias a sus niños periódicamente después de la primera vacuna. Nadie vio una conexión con las vacunas.

Como añadidura quisiera también decir que me hago eco de otras recomendaciones del Dr. Graf: Como se ha de actuar con la fiebre es esencial. Quien intenta bajar la fiebre tratándola como a un enemigo, en lugar de considerarle un instrumento valioso del organismo (también así lo considerarla la medicina convencional y pueden leerlo en sus libros) va a tener un problema para superar con éxito las enfermedades. También, como el Dr. Graf recomienda, mantengo a los niños en casa, en reposo, cuando tienen fiebre. Continuamente veo a niños que, con fiebre, están fuera deambulando, con el comentario de: "El pediatra ha dicho que esto no perjudica". Lo siento, no lo puedo corroborar.

También la evaluación de la leche de vaca, que tanto el TCM como otras instituciones imparten, la he asimilado y no he animado (más bien prohibido) a mis hijos a que la beban. Como la mayoría de las comadronas, he amamantado largo tiempo a mis hijos, pero a lo contrario de mis colegas, no soy una fanática del amamantamiento. Por lo que puedo comprender cuando una mujer no puede o no quiere amamantar. Actualmente parece que la decisión de amamantar priva sobre todo, que esto no es suficiente me lo han demostrado mis experiencias que he detallado. Si una mujer se está martirizando por amamantar a su hijo sólo para conseguir que éste crezca sano y para que pueda sentirse una buena madre y al cabo de dos meses acepta que vacune a su hijo con un cóctel vacunal..., aquí, ya me falta comprensión.

A los niños de mi cuidado de la semana post-parto los quisiera advertir y prevenir. Pero los padres, que quieren lo mejor para sus hijos, por norma están convencidos al 100% de las bondades de las vacunas y consideran vacunar esencial y necesario. Pocos están dispuestos a cuestionar la muy traída y llevada protección vacunal e informarse por sí mismos. Esto origina preocupación, miedo e inseguridad. Es más fácil confiar plenamente en el pediatra y así hacer lo que todos hacen.

Aquellos que se deciden por un camino alternativo, les ofrezco para después de la semana post-parto mi apoyo y mi orientación e información, porqué yo sé cuán importante es, reforzarnos mutuamente".

Un libro tras otro

"Tengo dos niñas. La mayor tiene dos años y medio, la pequeña seis meses. Las dos no están vacunadas. Hasta ahora podemos decir verdaderamente que fue nuestra mejor decisión.

Cuando nació nuestra hija mayor y al poco se hicieron las primeras visitas de control reglamentarias, tuve la primera experiencia negativa. Tenía pedida hora para el tercer control. La enfermera me dio un volante en mano, diciéndome que había de hacer una cruz señalando si en la próxima visita se había de poner la vacuna quíntuple o la séxtuple. Me dijo que mirase rápidamente en que compañía de seguros estábamos y si se responsabilizaban de los costes vacunales. En mi desconocimiento, pensé, pues ya que se va a hacer, hacerlo todo. Me dijo que nos daría unos supositorios de Paracetamol en caso de que tuviera fiebre. El punto de la inyección podría hincharse y el dolor ser causa de llanto para la niña. A continuación soltó una frase que recordaré mientras viva. Que ella no comprendía como había padres que no permitían vacunar a sus hijos o los vacunaban más tarde, ya que entonces los niños registran esta experiencia dolorosa y ya no van más de buena gana al médico. Entonces esto fue para mí comprensible. Firmé el papel y mi marido lo aprobó.

Algunos días más tarde nos visitó nuestra comadrona. Nos aconsejó de emplearnos más a fondo en el tema de las vacunas y que nos prestaría un libro. A partir de entonces empezamos a leer y a reflexionar. Su recomendación: Vacunar al niño a partir del medio año, pero sólo con información.

Leí un libro tras otro. Mi primo, que tenía dos niños, me aconsejó informarme en Google sobre daños vacunales. También hicimos esto a conciencia. A partir de entonces decidimos aplazar el tema vacunal.

Se acercaba la próxima visita de control. No se puede nadie imaginar cómo me cuadré ante la propuesta vacunal. El médico me dijo que estaba completamente faltada de responsabilidad, que había de reflexionar sobre lo que hacía. Cuando mi hijo empezara a gatear y se hiciese una herida, recibiría la vacuna del tétanos y la de la hepatitis sería un deber.

Mi próxima tarea fue buscar un nuevo pediatra y después de una larga búsqueda estoy finalmente dónde hubiese querido estar desde un principio. En dos años y medio nos hemos enfrentado a muchas críticas, nos han mostrado mucha desconfianza y sobre todo hemos tenido muchas discusiones incluso dentro de la familia (la hermana de mi marido y su marido son dentistas). Tenemos, pero, con quien comparar. Su primo, de la misma edad, tiene todas las vacunas, completamente, sus dos hermanos, el mayor con diez años y el mediano con seis, también vacunados, ¡están constantemente enfermos!

El pequeño siempre está resfriado, otitis, y ha recibido ya muchos tratamientos con antibiótico. El mayor tiene ahora sospechas de ADS. El mediano oye incluso ruídos que otros no oyen. Ambos están continuamente enfermos. Nuestros dos hasta ahora no los han probado los antibióticos. Los tratamos siempre con homeopatía. Dejamos que tengan fiebre hasta 39'8º y la tratamos con compresas en las pantorrillas o belladonna.

Realmente puedo decir que cuando mis dos niños han estado un par de veces resfriados, han sido sólo dos días que les ha goteado la nariz y aquí se ha terminado todo. Hasta ahora ha sido así y por ello estoy orgullosa. No intento convencer ni obligar a nadie sino que intento poner en claro que este es el mejor camino, pero la decisión es de ellos y con ello el aguantar las consecuencias que pueden venir. Soy de la opinión que la información sobre este tema está totalmente infravalorada y silenciada hasta la muerte.

Mi hijo mayor va a ir con tres años al jardín de infancia, antes ha estado siempre en casa, esperemos que no hayan de haber discusiones, pero soy una buena niña.

La pequeña ha tenido ahora un exantema súbito, durante cuatro días ha estado a 39'6° de fiebre, no le di ningún medicamento para bajarle la fiebre ni cualquier otro; fue difícil para nosotros ya que verdaderamente no estaba nada bien, pero al mismo tiempo estoy orgullosa de que también así hayamos conseguido que se haya recuperado tan rápido y recomendaría a cualquiera que se implicara en el tema vacunal.

Recomiendo antes de vacunar que lean cualquiera de los libros siguientes:

Die Impfentscheidung: Ansichten, Überlegungen und Informationen – vor jeglicher Ausführung de Friedrich P. Graf, Nicht impfen – was dann? de Friedrich P. Graf, Impfen Pro & Contra: Das Handbuch für die Individuelle Impfentscheidung de Martin Hirte, Erfahrungen eines Gutachters über Impfschäden in der Bundesrepublik Deutschland von 1955 – 2004 de Wolfgang Ehrengut, Krankheit als Sprache der Kinderseele: Be-deutung kindlicher Krankheitsbilder und ihre ganzheitliche Behandlung de Ruediger Dahlke y Vera Kaesemann, Impfungen, der unglaubliche Irrtum de Fernand Delarue, Simone Delarue y Beate Bölter, Impfen: Das Geschäft mit der Angst (en español: Vacunación, el negocio con el miedo, editado por Liga por la Libertad de Vacunación) de Gerhard Buchwald, y Impfen: Wissen, was stimmt (HERDER Spektrum) de Friedrich Hofmann.
He leído todos estos libros, he conocido ambas tendencias (pro y contra), esto lo ha de hacer todo el mundo, ya que las informaciones de buena fuente, fiables, que nos pueden dar médicos que sólo ganan dinero con este tema, son muy raras".

Decisión de los padres

"Mi hija, aún no vacunada, va a cumplir tres años de edad. Lastimosamente es para mí muy difícil continuar más tiempo con esta situación, ya que mi pareja con la cual vivo está en contra de la NO-Vacunación y pronto quiere ir con ella a vacunarla. Con exclusión de mi hermano que está también contra las vacunas, toda la familia y otros están a favor de la vacunación ya que no quieren buscar información al respecto y están anclados en el pasado,...ya que siempre se ha hecho así y parece ser que a los otros no les ha dañado...

Continuemos con mi hija... Es una niña muy despierta y lista. Con dieciocho meses ya construía frases con tres palabras y tiene un don de comprensión fantástico. Hasta ahora ha tenido anualmente unas pocas infecciones, con ocho meses tuvo presuntamente una otitis, ya que yo no fui personalmente a llevarla al médico. Así me lo dijeron, y una infección de vientre e intestinos.

Mi hijo ahora tiene cinco años. Con siete meses fue vacunado (lástima que después te enteras de las cosas) de la polio, difteria y tétanos más dos vacunas de repetición, a los quince meses (por no haber pensado suficiente) de MMR, pero sólo una vez. Ha tenido hasta ahora varias veces otitis, algunas infecciones, la piel muy sensible, alergias a los ácaros otoñales, tres veces urticaria, la cual desaparece rápidamente, tres veces seguidas escarlatina (mi hija no se ha contagiado ni una sola vez), tres veces infección de vientre e intestinos y alergia solar. Por lo demás es un niño listo, algunas veces tímido, habla muy claro y tiene también una buena capacidad de comprensión.

Cuando nosotros fuimos al médico con nuestro hijo con motivo de la primera visita de control, él nos dijo que era de la opinión que los niños no se han de vacunar hasta pasados los seis meses de edad y en todo caso es suficiente con una vacuna triple. Además me recomendó el libro "Impfen – Pro und Contra" de Martin Hirte. También lo leí. Lástima que entonces estaba muy insegura (el primer hijo, quería hacerlo todo perfectamente), y no sólo a causa de las opiniones familiares, las cuales en este momento me habían influído grandemente. En el consultorio médico tuve mis cavilaciones, eventualmente nos esperaríamos aún un mes, dije en voz alta. Él añadió que de todas formas, un mes más tarde o en el momento actual no cambiarían las circunstancias. Por lo que me decidí por dejar vacunar a mi hijo, como ya he descrito, con siete meses de edad.

En la última visita de control (ambos niños estaban conmigo) la enfermera me preguntó por el carnet vacunal de mi hija, que aún no tiene. Al hojear el carnet vacunal de mi hijo me advirtió que faltaba la segunda tanda de la vacuna triple contra MMR. A lo que respondí que ya lo sabía y así lo quería. La reacción fue plagada de incomprensión. Pero sólo dijo: "Está bien".

Quisiera indicar una vez más que nuestros ambos hijos van muy avanzados en su desarrollo y tampoco nos podemos quejar de su salud y aún menos cuando oigo hablar de las "historias de enfermedades" de otros padres.

Tenemos amistad con una familia cuyos ambos hijos (de 3 y de 5) tampoco están vacunados. Por lo que he podido saber tampoco tienen grandes preocupaciones con la salud de estos niños, a excepción del mayor que tiene una piel muy sensible. Ambos padres están plenamente convencidos de no vacunar.

Como resultado puedo deducir: No hay ningún motivo demostrable para aplicar una vacuna. Al final la decisión la han de tomar los padres".

Bajo fuerte presión

"Tenemos tres hijos, mi hija mayor ha recibido las primeras vacunas. La comadrona de mi hijo me advirtió y me suministró material sobre el tema vacunal. A lo que siguieron semanas y meses de largas discusiones y noches sin dormir. En la familia teníamos un médico, como también una microbióloga de la rama de la investigación farmacéutica. No obstante, no dejamos poner ninguna vacuna más. Actualmente mis hijos tienen diez, ocho y seis años y todos a "pesar de lo esperado" están vivitos y coleando. Los dos más jóvenes no han recibido ninguna vacuna. Nuestros niños están sanos, si tienen alguna infección, tienen fiebre y en pocos días se han recuperado. Al pediatra sólo lo necesitamos para las visitas de control. De todas formas al ser yo misma homeópata puedo tratar a mis hijos homeopáticamente. Mi hijo fue un chillón y actualmente sufre Legastenia (como en un principio el padre). Con el tratamiento homeopático hace grandes progresos. El me llevó a formarme en homeopatía y con ella se desarrolla muy bien.

A temporadas vivimos en Suiza, donde yo llevo una relación más abierta con el tema vacunal. Aquí en Alemania estoy muy presionada por el pediatra, en parte, incluso me despide del consultorio con amenazas muy desagradables (...cuando sea podrá visitar a su hijo en el cementerio",...). Hay, por descontado, otros pediatras, pero no en nuestra zona. Estoy completamente convencida que he tomado la decisión correcta.

Frecuentemente me hablan del buen estado de salud de mis hijos. No conocemos la cantidad de resfriados, enfermedades, alergias que tienen los otros niños. Mi hijo pequeño hace poco me pidió poder llevar un medicamento para que también él pudiese tomar algo. Durante el año inicial de mi consultorio homeopático vinieron dos niños con fuertes reacciones vacunales (trastornos repentinos del habla en un niño de cinco años después de administrarle la vacuna de repetición del tétanos e hiperactividad después de varias reacciones vacunales dentro del tiempo/plazo de incubación con ingresos en el hospital). Mi comadrona me contó, que se puede ver en los ojos de los bebés cuando vuelven de vacunarse. Puedo corroborar esta impresión. Una madre me contaba, muy triste, que su hijo vino al mundo con unos ojos brillantes, azules, llenos de vida; constantemente le alababan los bellos ojos de su hijo. Hasta la vacunación. Tuvo fiebre y después sus ojos ya no han sido más como antes. Pero volvamos a nuestros hijos. Nuestra familia ha respetado nuestra decisión, porqué ven cuan sanos están. A nuestro alrededor hay pocos niños que no han sido vacunados, y por ello hay muchos que ya en edad temprana tienen alergias, enfermedades del metabolismo, del sistema inmunitario o hiperactividad y han de tomar medicamentos regularmente. Puede ser que sea el factor suerte que nuestros hijos no necesiten todo esto, tal vez las pocas visitas al médico y con ello la falta de diagnósticos, pero yo creo que es la fuerza vital que no ha sido alterada por la carga vacunal y en casos de necesidad se han tratado con homeopatía.

El primer tiempo, lleno de inseguridad, fue difícil y comprendo a todos los padres que acaban por no poder seguir aguantando la presión. Pero vale la pena hacerse una imagen propia, informarse por sí mismo, y entonces tomar la decisión adecuada. Desde hace tiempo, no me acuerdo cuando fue, dejé de hablar de las vacunas con otra gente. La resistencia que oponían me agotaba mucho. Por el contrario y cada vez más me encuentro con personas que no han vacunado a sus hijos y han vivido las mismas experiencias. O después de un daño vacunal no han continuado vacunando. En el jardín de infancia no fue nunca un tema. Con motivo de la escolarización el departamento de Sanidad nos expuso que su función consiste en llevar la estadística. En excursiones escolares no acostumbro a dar explicaciones, sencillamente en lugar del carnet vacunal doy a mis hijos una carta en la que hago constar que no se han de vacunar. Tengo la experiencia que tanto profesores como médicos (por ejemplo los de hospital), cuando viene el caso, frecuentemente sólo necesitan un documento escrito, a modo de seguridad, para que no sean recriminados por falta de responsabilidad".

Privado de ir a la escuela

"Mis hijos tienen dieciocho y once años de edad, el mayor fue vacunado a los nueve años contra la parálisis infantil (vacuna oral) en una única vacuna (una de mis primas tuvo parálisis infantil, por lo que para mí fue más tranquilizante).

Ambos están muy sanos, casi que no van nunca al médico. Mi hija (la de dieciocho años) cuando era pequeña tuvo tal vez dos veces una infección muy breve, un poco de fiebre y se recuperó enseguida y con tres o cuatro años durante un tiempo estuvo tosiendo (tal vez tos ferina) pero se recuperó sin tratamiento. Desde hace muchos años que no ha tenido ningún problema de salud. Mi hijo tuvo un eritema infeccioso con ocho años y por lo demás nada digno de mención, los últimos tres años nada en absoluto. Ninguno de los dos ha necesitado antibiótico o algún otro medicamento.

Algunas veces encuentro difícil la reacción del mundo exterior. Hace aproximadamente medio año él se hizo un corte en el dedo y fuimos al hospital para que se lo vendaran y allí ya reaccionaron mucho menos comprensivos. Que yo no lo quisiera vacunar, fue expresamente remarcado y repetidamente me hablaron sobre ello.

Y cuando en la escuela hubo uno o dos casos de sarampión a mi hijo desde el departamento de sanidad se le impidió asistir a la escuela. Ya no me acuerdo exactamente cuántos días, tal vez dos o tres semanas. En la familia tenemos alguien que continuamente nos traía artículos en pro de la vacunación (mientras tanto ha desistido, creo yo).

En conjunto, una experiencia muy positiva, aparte de determinadas vivencias con médicos y compañía. Hoy, en el hospital, tal vez hubiera dicho, él está vacunado y listos".

Vacunación, no gracias

"Nuestra hija (ocho años y medio) recibió con un año y medio la vacuna del tétanos, pero las dos de repetición que habían de seguir las retrasamos hasta que nos hubiésemos informado completamente sobre el tema VACUNAR SI o NO. Después lo tuvimos bien claro: Vacunación, no gracias. El envenenamiento y el perjuicio o daño en el cerebro o mejor dicho, en el organismo no lo queríamos para nuestros hijos. Ya que la efectividad de las vacunas parece ser que nunca se ha podido demostrar realmente. Lo que nos tranquiliza es la evidencia de que las enfermedades que los niños podían tener, se podían tratar perfectamente con homeopatía, en caso de que hicieran acto de presencia.

Tengo niños de los cuales puedo decir que hasta ahora están sanos (en comparación con otros niños).

La mayor cuando asistía al jardín de infancia y tampoco ahora que va a la escuela, no me ha traído nunca a casa ninguna enfermedad de las llamadas infantiles. No sé aún como lo he de considerar ya que con estas enfermedades se refuerza el sistema inmunitario, por lo que no me hubiese sentido triste por ello.

Algunas veces tuve la impresión que estas enfermedades transcurrían muy de pasada, con un poco de temperatura elevada o un ligero dolor de barriga.

Y finalmente una vez con tres años sufrió una historia de vientre e intestino que duró tres días, aparte de que su punto débil son (o eran) los oídos. Cuando tiene estrés puede desarrollar dolor de oídos. No obstante, con Homeopatía se recupera rápidamente.

Nuestra hija es despierta, inteligente y alegre, y nos da mucha alegría. ¡Hasta ahora ninguno de los dos niños ha necesitado antibiótico!

Nuestro hijo (tres años y medio) no ha sido vacunado. El primer año en el jardín de infancia de nuestro hijo está finalizando. Hasta ahora está sano a excepción de una "historia" que tuvo de estómago e intestinos, si lo comparamos con otros niños, en él todo transcurre muy breve y sin complicaciones. La escarlatina que estuvo circulando, creo que, igualmente como en nuestra hija, transcurrió de una forma muy debilitada.

El dato de que nuestros hijos no están vacunados, estuvo libre de problemas, tanto en la inscripción para el jardín de infancia como en la escolarización. Ambos acuden a centros Montesori. ¿Tal vez por esto? Conversando con otras madres me enteré que aún hay muchos niños que están completamente vacunados".

Discusión intensiva

"Tenemos una hija que actualmente tiene cinco años, la cual no está vacunada, en absoluto. En el momento del nacimiento no estábamos decididos, mejor dicho poco informados, tal vez más adelante, en todo caso no mientras fuera un bebé, recibiría determinadas vacunas.

En el primer año de vida nos enfrentamos intensivamente con la temática vacunal. La conclusión fue que ni nuestra hija ni nosotros como padres aceptaríamos ninguna vacuna (más).

Y estamos muy satisfechos de que nuestra hija sea una "Personalidad" sana, alegre, socialmente competente y madura. También es muy hábil en el lenguaje. Le gusta cantar y descubre el mundo jugando creativamente.

No se le ha de machacar nada, tiene un interés propio para comprender el mundo. Y cuando ríe, lo que hace muy a menudo, lo hace tan cordialmente, que hemos de reír con ella.

No hay nada de lo que nos podamos quejar. Disfrutamos de la vida en común y no tenemos ningún estrés en su educación.

Cuidamos de tener una alimentación sana con productos biológicos, en parte de nuestro huerto. No tenemos televisión. Muy de vez en cuando vemos en el ordenador algún programa para niños (Sendung mit der Maus). Por lo demás nuestra hija nunca nos pregunta por el televisor, ya que puede jugar con muchas otras cosas. Estamos mucho en el exterior, incluso cuando sopla el viento o el tiempo no es demasiado apacible.

Muy raramente nuestra hija tiene resfriado o tos. Si alguna vez tiene fiebre, lo que también es muy raro, a la mañana siguiente ya se ha recuperado. Con tres años y medio tuvo una inflamación del oído medio. Todo lo tratamos homeopática- o ayurvedicamente. El pediatra sólo la ve para las visitas reglamentarias de control.

Me gustaría hacer mención de que frecuentemente, incluso personas extrañas, nos hablan sobre el aspecto brillante y el positivo comportamiento social de nuestra hija. Y ésto incluso cuando era pequeña con uno y dos años.

Por lo demás hemos experimentado cuando hemos asistido con nuestra hija a algún acto o concierto que la mirada de los adultos era más bien escéptica. A los pocos minutos notaban que nuestra hija se comportaba de otra forma que la mayoría de los niños de su edad: Tranquila, concentrada y atenta y podía permanecer sin ningún problema una o dos horas llena de atención viendo y escuchando.

Es muy creativa y puede distraerse ella sola perfectamente. En el trato y el juego con otros niños no hay problema alguno. Con niños pequeños es más bien cuidadosa y prudente. Con niños de su edad descubre el mundo de una forma juguetona y libre. Y también entra en contacto con niños mayores y se encuentran siempre posibilidades de jugar.

Referente a la no vacunación de nuestra hija nos mantenemos más bien reservados, y no esta evidencia "laut heraus zu posaunen" (de publicar a bombo y platillo). Sobre todo en el círculo familiar hubo en parte una crítica muy fuerte. De todas formas, con el tiempo, se ha ido sofocando, no hay nada de lo que nuestra parentela se pueda quejar.

De todas formas si el interlocutor muestra una manifiesta franqueza, siempre se obtienen interesantes discusiones. De estas conversaciones siempre sale que los daños por vacunas son mucho más numerosos de los que los sitios oficiales y los medios de las principales corrientes nos quieren hacer creer.

Ya que yo profesionalmente trabajo con bebés me veo continuamente enfrentada con niños perjudicados por las vacunas. Lo que por lo general se entiende como "Daños vacunales" o sea, auténticos daños masivos o limitaciones, es sólo efectivamente la punta del iceberg. En realidad, todas las personas vacunadas (y animales) tienen daños vacunales, más o menos fuertes. Cuando se tiene ante los ojos la realidad anatómica-fisiológica se ve claro que cada vacunación aporta como mínimo la consecuencia de una limitación del cerebro. Una encefalitis o una encefalopatía, cada cual según la localización y cuantía del daño, pueden causar diferentes trastornos neurológicos.

A todos los futuros padres sólo les podemos aconsejar encarecidamente que se informen bien y no se dejen asustar. Se trata de su hijo, de su salud corporal, mental y anímica.

Quien por ejemplo se compra un coche nuevo, no va directamente al comerciante más próximo y firma el contrato de compra. No, él se informa en distintas fuentes, compara precios y ventajas, calcula... etc. Tanto más se ha de reflexionar con precaución y cautela en decisiones tan serias como las vacunas".

Vacunación, el negocio con el miedo

"Durante mi formación como fisioterapeuta nos informaron sobre las vacunas con un reportaje filmado de la industria farmacéutica y ¡yo lo encontré, sencillamente, fantástico! Cuatro años más tarde quedé embarazada por primera vez y todo cambió cuando me cayó en las manos el libro del Dr. Buchwald "Vacunación – el negocio con el miedo". Desde la primera frase quedé convencida que las vacunas son un error, y como consecuencia, leí muchos libros críticos con las vacunas.

A pesar de ello dejamos vacunar contra tétanos, difteria y polio a nuestra hija nacida en 1996. La pediatra hizo presión y yo no disponía de la suficiente conciencia de mi misma para poderle responder adecuadamente. Nuestra hija reaccionó a la vacuna con trastornos masivos del sueño (antes dormía seguido), lo cual la pediatra achacó a problemas de dentición. Cuando poco tiempo después nuestra hija empezó con Neurodermitis la llevamos a un homeópata. Él pudo controlar la Neurodermitis sin otra cosa que aceite de oliva sobre las zonas afectadas de la piel de nuestra hija. Con cuatro años tuvo varicela, la cual trascurrió sin complicaciones y con once años tos ferina lo cual fue agotador y lento, pero efectivamente no más grave que el tiempo de los brotes de Neurodermitis.

A final del año 2000 vino nuestro hijo al mundo. Estaba claro que no recibiría ninguna vacuna. Mientras tanto nos habíamos mudado a otra ciudad y habíamos encontrado un pediatra que le gustaba vacunar pero aceptó nuestra decisión sin causarnos estrés. A la edad de cuatro semanas nuestro hijo enfermó de una fuerte bronquitis con principios de pulmonía lo que requirió su ingreso en el hospital. Esto fue más bien desacostumbrado para un niño completamente amamantado, pero parece ser que heredó el sistema bronquial débil de su padre. Mi marido de pequeño tenía asma muy severa. Nuestro hijo quedó también sensible y a partir de los dos años de vida tuvo regularmente bronquitis espástica y ataques de asma. ¡Esto no quiere decir, que los niños que no están vacunados no puedan tener asma! Nos quedamos naturalmente con tratamiento homeopático y su "carrera asmática" transcurrió sin cortisona y cronicidad.

Es realmente fascinante como puede actuar un producto homeopático. Algunas veces experimentamos lo mal que se sentía nuestro hijo y como de eficaz y rápido le ha ayudado el remedio adecuado. Por otra parte no quisiera rehusar por completo a los medicamentos convencionales; cuando nuestro hijo tiene un ataque agudo de asma, naturalmente ha de utilizar su spray y se tiene una buena sensación de seguridad si se tiene en la nevera un supositorio de cortisona, incluso cuando no se haya de utilizar nunca. Encuentro que es lastimoso que sea prácticamente imposible encontrar un médico convencional que acepte nuestra posición respecto a las vacunas y la homeopatía. Es una lucha sin fin.

Por otra parte nunca hemos tenido problema alguno en el jardín de infancia o la escuela. Nunca se nos preguntó por el carnet vacunal, ni en el jardín de infancia ni tampoco en el examen médico para la escolarización. En excursiones escolares o colonias hemos de darle siempre una copia del carnet vacunal pero en su lugar le doy siempre una declaración escrita alegando que nuestro hijo no debe ser vacunado. Con esto nunca hubo problema alguno, incluso tampoco cuando nuestra hija tuvo un accidente durante una excursión escolar y tuvo que serle cosida una herida.

Nuestro hijo tenía cuatro años cuando tuvo la varicela y tuvo la tos ferina que transcurrió muy suavemente junto a su hermana, a pesar de que él es asmático. Lo que me llama siempre la atención es que nuestros hijos son muy tranquilos y equilibrados. Particularmente cuando comparo a mi hijo con otros niños debo siempre constatar que, socialmente, él es mucho más maduro y sea como sea más pacífico. Nunca se atrevería a atacar corporalmente a otro y tiene a menudo un fuerte sentimiento de compasión o simpatía, según los casos, con personas y animales.

Nuestros niños, siempre que nosotros podamos decidir, se quedan sin vacunar. Como más tarde, de adultos, piensen, ya no está en nuestras manos, pero pienso que les estamos dando una posición crítica básica que les va a acompañar en el camino de la vida. Han presenciado algunas discusiones que he sostenido con diversos médicos y han experimentado en sus carnes las excelencias de la homeopatía. Mi hija actualmente tiene dieciséis años y ante la presión de la ginecóloga para una vacuna contra el HPV se ha podido defender ella sola. Por lo que estoy por ello muy orgullosa".

La mentira del tétanos

"Nuestros hijos. Completamente sin vacunar, nacieron el 2004, la niña, y el 2007, el niño. Hasta hoy (Verano 2012) no hemos dejado administrar ninguna vacuna contra las llamadas enfermedades infantiles clásicas (Sarampión, rubeola, paperas, etc.).

Los dos nos despiertan la impresión de ser muy despiertos, curiosos y vitales. Si comparamos la frecuencia y duración de enfermedades infecciosas de costumbre (resfriados, fiebre, tos, constipados, diarreas, vómitos) con niños de nuestro círculo de conocidos (todos vacunados sin excepción) entonces nos parece que nuestros hijos mucho menos frecuentemente enfermos están y, si lo están, se recuperan en un relativo corto tiempo. Pero ésto es sólo una impresión subjetiva nuestra, porque no llevamos la contabilidad de las enfermedades de los otros niños. No obstante, una tos o una mucosidad en la zona del tracto respiratorio también en casa dura un par de días. No obstante, se recuperan a los pocos días completamente. Si uno de los niños se pone enfermo (si se siente débil) se queda en casa con la mayor tranquilidad posible. Todas las actividades se suspenden. Estamos felizmente en una situación que siempre el padre o la madre está en casa. Según el estado, pasamos la noche con el niño enfermo, una o más noches (no en casos de tos o resfriado). Esto, pero, es un pequeño lujo que concedemos al niño. Aceptamos la enfermedad, la llevamos todos juntos y no la tratamos con medicamentos convencionales. Según los síntomas, utilizamos uno u otro remedio homeopático, dependiendo del estado de la enfermedad. En caso de enfermedad ponemos mucha atención en la alimentación: retiramos toda clase de productos lácteos y otros alimentos que pueden importunar el proceso de recuperación como por ejemplo el azúcar y otros. Muchas enfermedades aparecen por causa de un organismo excesivamente acidificado.

Como ya he dicho aún no hemos experimentado ninguna de las llamadas enfermedades infantiles. Nuestra hija raramente tiene resfriados, gripe o enfermedades del estómago e intestinos.

Nuestro hijo tuvo con dos años convulsiones febriles, una hernia inguinal (que se curó sin intervención quirúrgica a pesar de los consejos médicos) y una infección fúngica en los pies que duró meses y terminó con una severa inflamación en la zona. Por primera vez no se pudo solucionar sin haber de administrar antibiótico. La piel del pie se ha regenerado de nuevo completamente.

Nuestros hijos, en conjunto, dan una impresión de equilibrados y contentos, están mucho tiempo en el exterior, al aire libre, independientemente del tiempo que haga y se mueven mucho. Mantenemos lejos, tanto como podemos, los medios digitales (ordenador, televisión, cine, salvo ligeras excepciones) y somos vegetarianos, aunque yo personalmente estoy a favor de la alimentación vegana.

Nuestros alimentos, casi sin excepción, proceden de agricultores ecológicos o mercados ecológicos y un agua de buena calidad en botellas de vidrio. En la elección de pediatra nos hemos decidido por un representante de la medicina antroposófica, el cual ha respetado nuestra decisión vacunal desde un principio. A todas nuestras preguntas ha respondido de una forma muy competente y no raras veces nos ha transmitido coraje para que dejásemos que las enfermedades de nuestros niños hicieran el curso adecuado y natural y en todo caso acompañarlas con medios naturistas. Cada enfermedad tiene su sentido, cada fiebre su justificación y no se ha de intentar suprimirla con cualquier medio.

En las conversaciones del círculo de amigos respecto a la temática vacunal nos mantenemos más bien a distancia. Frecuentemente nuestra posición puede no ser entendida, pero siempre hemos tenido la impresión que nuestra posición es respetada y aceptada. No se ha llegado nunca a distanciamientos o peleas, en el círculo familiar, algunas más, otras menos, pero lo tomamos con humor. Por ahora y desde hace bastante tiempo el tema permanece tranquilo. Nuestra posición la hemos mantenido siempre discretamente en todas las direcciones pero siempre la hemos defendido de forma consciente. En el jardín de infancia como tampoco en la escuela hemos tenido problema alguno por nuestra decisión vacunal. Ciertamente nuestros niños acuden a un jardín de infancia Waldorf y también a una escuela del mismo sistema. Aquí los relojes andan de otra forma, tal vez no mejores, tal vez no peores, sencillamente de otra forma.

Muy intensivamente discutí con mi mujer antes del nacimiento de nuestro primer hijo y la consecuencia fue clara: Vacunar es un juego con el miedo. Después de que nos decidiéramos por la no vacunación, quedaba sólo una pregunta sin respuesta:

¿Y qué pasa con el tétanos? ¡Si no vacunamos contra

ninguna enfermedad, al menos habíamos de hacerlo contra el tétanos! Entonces me dediqué a la búsqueda de información sobre el tétanos. No, incluso la vacuna del tétanos según nuestra opinión, no se ha de poner. Quien quiera documentarse sobre la temática del tétanos desde otra corriente, les recomiendo encarecidamente una conferencia del Dr. en medicina Johann Loibner, como participación en el Tercer Simposio Vacunal de Stuttgart. Se encuentra en distintos sitios, aquí y allá, en Internet. Mientras tanto han aparecido otras fuentes muy interesantes sobre la mentira del tétanos. Lástima que ya no se considera primordial la salud de la humanidad sino que se da la preferencia al pensamiento materialista de los médicos y la industria farmacéutica.

Y aún algo más, lo más importante, para decirlo así: Cuiden el alma de sus hijos. Manténganla interiormente con plena salud. Colmen de amor y contacto corporal a sus hijos, siempre que les sea posible y siempre que ellos lo reclamen. Esto no quiere decir que no haya de haber reglas y medidas para su educación. Todo lo contrario, nuestros hijos necesitan siempre una clara línea de frontera y se les ha de exigir la observancia de las reglas. Pero los niños viven mayormente en el presente, en el aquí y ahora, prácticamente no son rencorosos y aman a sus padres a pesar de todas las medidas y reglas que se les impongan. Hemos enseñado a nuestros hijos a empezar de nuevo y cada vez con más amor, no reservar en la memoria los errores o equivocaciones y hacerles saber que a pesar de lo que hagan, siempre los vamos a querer. Con ello aceptamos a nuestros hijos completamente, tal como nos los entregaron, sin ninguna intervención artificial, ni una vacuna".

Ciudadanos emancipados

"Nuestras hijas, Sabrina y Vanessa, que hoy tienen nueve y cinco años, están sin vacunar y se tratan exclusivamente homeopáticamente. Mi mujer y yo nos conocimos cuando ya éramos contrarios a las vacunas. En casa, por ello, no ha habido discusiones familiares al borde del ataque de nervios por el tema vacunal.

Yo procedo de la antigua Alemania comunista. Allí era obligatoria la vacunación. Aunque yo estoy vacunado contra todo lo que se podía vacunar, he tenido todas las enfermedades infantiles, incluso la tos ferina. De pequeño me sacaron las glándulas y de adolescente tuve grandes problemas con enfermedades del aparato respiratorio superior. Y ahora vamos a nuestras hijas.

Ambas niñas sólo han tenido hasta ahora la varicela, la cual ha transcurrido completamente inocua y sin complicaciones. Determinadas enfermedades del conducto respiratorio superior y de los órganos del aparato digestivo son muy esporádicas y transcurren igualmente de forma breve y sin problemas.

Nosotros vemos a la fiebre como una sana reacción del sistema de defensas del organismo, la cual no se ha de impedir con supositorios contra la fiebre o antibióticos. Algunas enfermedades serias como Alergias, Neurodermitis, Trastornos del sueño, etc. nuestras hijas no las tienen. Nuestras niñas son ambas muy vitales y tienen una voluntad fuerte.

Las niñas se han integrado muy bien. Tanto en el jardín de infancia como en la escuela, tienen muchas amistades. La hija mayor juega al ajedrez y toca el clarinete. A la pediatra vamos con las niñas sólo a las visitas de control.

Nuestra pediatra es miembro de la asociación "Ärzte für individuelle Impfentscheidung" y comprende perfectamente nuestra posición. Antes de mudarnos de Munich fui con la hija mayor a dos pediatras de Munich. Naturalmente el tema vacunal salió en las dos visitas. Ya que yo he leído mucho sobre el sin sentido y la peligrosidad de las vacunas, pude muy bien argumentar contra las mismas, de forma que el tema desapareció rápidamente de la conversación. Las conversaciones con los médicos transcurrieron ambas muy corteses y correctas. Esto tiene seguramente muy poco que ver con mi capacidad retórica sino más bien con el motivo de que nuestras niñas están aseguradas particularmente y el pediatra puede contabilizar la conversación de asesoramiento incluso sin vacunar.

Durante la época del jardín de infancia de mi hija mayor su estatus vacunal nunca fue tematizado. En el momento de la escolarización se había de presentar el carnet vacunal, el cual, lógicamente, no teníamos. Por consiguiente telefoneé al departamento de salud para pedir información sobre la situación legal ya que el carnet vacunal lo solicitaba, en efecto, el mismo departamento de salud. Les dije que esperaba que comprendiesen que sin una base legal no se ha de presentar a ningún departamento estatal ninguna clase de información que haga referencia a tratamientos médicos. Esto fue aceptado sin vacilar.

En el jardín de infancia a mi hija pequeña le preguntaron sobre su estatus vacunal hace algún tiempo con motivo de la histeria del sarampión. Esta vez me había dirigido por escrito al departamento de salud y otra vez solicité información sobre la base legal para la recogida de datos médicos. Aún me deben la respuesta, porque no existe una base legal. Es importante como ciudadano emancipado hacer preguntas críticas y no dejarse hacer todo lo que quieran".

Las vacunas polivalentes son el martirio más insignificante

"Yo misma soy madre de dos niños: un hijo, actualmente con veinticuatro años, el cual hasta su cuarto aniversario fue vacunado, después ya no; y una hija, hoy con dieciséis años, no vacunada en absoluto.

Mi hija nació en setiembre de 1995, en Weimar (Turingia). Fue un parto ambulante en un hospital maternal. La cuestión sobre la vacunación la había aclarado anteriormente con la doctora y la comadrona. En este caso no hubo por mi parte ninguna discusión o necesidad de información. El personal del hospital tampoco hizo ninguna pregunta al respecto. Cuatro horas después del nacimiento fui dada de alta y me marché a casa con mi pequeña. Mi hija pesó casi cuatro kilos y midió 49 cm.

También con mi comadrona que venía a casa regularmente había aclarado el tema vacunal. Ella tampoco había vacunado a sus hijos.

Sólo cuando había las visitas de control aparecía nuevamente el tema en la conversación con la pediatra. Me decía y repetía cuan importantes son las vacunas de prevención, que las mejores eran las múltiples ya que de esta forma no se martirizaba al bebé con varios pinchazos y con uno se terminaba. Ya que yo estaba muy bien informada y precisamente sobre las múltiples, cada vez las rehusaba dándole las gracias por su consejo. Al final cambié de pediatra, no sólo porque nos mudásemos. Pero también con la nueva pediatra aparecieron otra vez las mismas conversaciones y consejos intentando crear un sentimiento de culpabilidad, sobre la falta de responsabilidad que yo tenía, de si me podía imaginar el sufrimiento de los niños cuando caen enfermos por una enfermedad infantil,...

Al final, con el tiempo, estuve en condiciones de poder argumentar mejor y pregunté a la pediatra si me podía garantizar que mi hija no iba a sufrir ninguna complicación vacunal. Esto no lo pudo hacer, naturalmente. Entonces le dije, ya que el riesgo de que mi hija sufriera un daño vacunal estaba al 50%, era para mí demasiado elevado y no deseaba hablar más sobre el tema. Después cambié de médico algunas veces más.

Mi hija en su primera niñez tuvo resfriados, varicela, rubeola, de vez en cuando diarreas. Ya que, por descontado, yo prefiero la medicina alternativa, desde un principio he tratado a mi hija con homeopatía o remedios de plantas (con apoyo de una pediatra). Hasta que tuvo una intoxicación por salmonella con once años, bastante grave, mi hija había estado siempre relativamente sana. Poco tiempo antes de las vacaciones de verano se realizó en su escuela una campaña vacunal. Los niños se habían de vacunar contra paperas/sarampión/rubeola y tos ferina. Los padres habíamos de firmar una declaración de conformidad para que los médicos pudiesen administrar las vacunas (sin ser molestados) a los niños en la escuela. Por descontado no firmé esta conformidad. Estaba en contra, completamente, de estas vacunas. Otros cuatro pares de padres tampoco aceptaron la vacunación y una madre incluso no dejó ir a su hijo a la escuela, aquel día, mientras se administraba la vacunación.

Unos catorce días más tarde, aproximadamente dos semanas antes de empezar las vacaciones de verano mi hija enfermó de tos. Cada día que pasaba se agravaba el proceso hasta el punto que no podía dormir y tosía muy fuerte. Ya que mis remedios caseros no traían ninguna mejoría, buscamos un pediatra. Le recetó un jarabe, un antibiótico no lo acepté. La mejoría no llegaba, sino todo lo contrario, la tos era más fuerte cada día y mi hija lloraba de miedo diciéndome que no tenía más fuerzas para toser. Yo temía lo peor. Después de consultar tres pediatras sin ningún resultado positivo, encontramos una pediatra que trató a la niña homeopáticamente. Le tomó una muestra de sangre, auscultó a la niña, abrió un libro muy gordo y después de leer un par de renglones dijo: "¡Su hija tiene una tos ferina clásica!". Le recetó antibiótico que yo entonces no me atreví a rehusar, algunos glóbulos y también jarabe para la tos. Sacamos la conclusión de que mi hija se había contagiado en la escuela, no había otra aclaración. También enfermaron otros tres niños de tos ferina, que no habían tomado parte en la acción vacunal. En conjunto, el proceso de recuperación duró ocho semanas. Mi hija desde que superó esta enfermedad está más fuerte.

En principio, ella es una niña sana. Ahora, en la pubertad, se presentan un par de "cosas de mujeres" como períodos irregulares, algunas veces dolores en el bajo vientre, diarrea antes del período. Pero pienso que son molestias completamente normales en esta fase de su desarrollo.

Psíquicamente no puedo establecer ningún veredicto "neutral". Mi hija tiene un trauma respecto a su padre. Ella tuvo grandes dificultades en la escuela, la sospecha de una hiperactividad fue también alguna vez un tema, que con el tiempo no se ha confirmado. Ahora, que va creciendo y madurando lentamente, compruebo que su carácter se afianza. Me agradece frecuentemente que no haya permitido vacunarla; ella observa cambios y alteraciones en sus amigas que se dejan vacunar (contra el cáncer de cuello de útero, etc.) y eso la hace malpensar de las vacunas.

Mi hija, en comparación con las niñas vacunadas, estas son mis observaciones, se desarrolló más rápido, aprendió más rápido a andar, a hablar, a compartir lo que quiso.

En el círculo de conocidos y amigos no hubo en realidad ningún caso de daño vacunal, ninguna experiencia negativa sobre este tema ya que la mayoría habían adoptado una posición muy crítica al respecto. Aquí, mi decisión de no vacunar a mis hijos y a mí misma fue positivamente aceptada. En el círculo familiar hubo naturalmente reflexiones y algunas conversaciones, sobre si no fuera conveniente poner al menos las más importantes. Cuando informé, particularmente a mis padres, lo que son en realidad las vacunas, lo han comprendido y también aceptado. Desde entonces mis padres tampoco se han vacunado más.

En el jardín de infancia hubo las preguntas de rigor respecto al carnet vacunal. Cuando dije que mi hija no lo poseía porque no estaba vacunada, fue aceptada sin comentarios y no hicieron más preguntas.

La comparación con el hermano mayor de siete años: mi hijo fue vacunado hasta los cuatro años. Siempre había tenido fuertes reacciones después de la vacunación como estar varias horas gritando, dormir excesivamente hasta catorce horas, mojar la cama, tartamudear por una respiración errónea al hablar, introvertido... el empezó a hablar relativamente tarde; yo siempre notaba que después de la vacunación había una pausa en su desarrollo, como si se detuviese. Habían de pasar un par de años hasta que se recuperaba de este trastorno de su desarrollo. Le he hecho mucho por la limpieza de su sangre, tanto como ha sido posible ya que era un niño. Actualmente es un joven sano, ¡gracias a Dios!"

Nuestra doctora no es partidaria de las vacunas

"Tenemos dos hijas de uno y tres años de edad. Ambas están sin vacunar.

Nuestras hijas están tratadas, básicamente, con homeopatía cuando están enfermas. Hasta ahora nunca han estado atendidas por un médico convencional y dónde está ubicado el hospital más próximo lo sabemos sólo de oídas.

Nuestras hijas, individualmente: La mayor va al jardín de infancia desde hace unos nueve meses. Anteriormente, a excepción de un solo resfriado, no había estado nunca enferma. En el primer mes de asistencia al jardín de infancia estuvo frecuentemente enferma: infección de estómago e intestinos, exantema vírico, putridez bucal, resfriados febriles, pulmonía,...

Todas las enfermedades, a excepción de la pulmonía, transcurrieron sin complicaciones y fueron muy breves. En comparación con los otros niños del jardín de infancia los cuales la mayor parte han necesitado más de una semana para recuperarse de la putridez bucal, en nuestra hija el proceso fue muy breve. A los tres días lo había superado y pudo ya empezar a ingerir alimentos. La pulmonía fue pesada y de larga duración. Pero debo añadir que hay una conexión directa con el final del permiso paterno con motivo del nacimiento de mi segunda hija. Estamos seguros, también la pediatra, que ésta fue la causa psíquica.

Enfermedades infecciosas graves como sarampión o tos ferina, hasta ahora no las ha tenido.

En el jardín de infancia nunca tuvimos problema alguno por la no-vacunación de nuestras hijas. Sólo quería saber o estar informada en el caso de una herida, para evitar el peligro del tétanos y poder actuar adecuadamente. Nuestra pediatra está totalmente en contra de las vacunas y por ello no hemos tenido nunca problema alguno por nuestra posición, al contrario, escogimos expresamente a esta pediatra porque con nuestra decisión de no vacunar a nuestras niñas, estábamos seguros.

Nuestra pequeña no ha estado aún nunca enferma. Bueno, frecuentemente se resfría, es mocosa, es su punto débil. Lo que en su hermana mayor no era el caso. Todas las demás enfermedades que la mayor se ha traído a casa desde el jardín de infancia, no se le han contagiado. De todas formas, en este tiempo aún estaba tomando el pecho (la desteté a los doce meses), tal vez por este motivo estaba fuerte y quedó libre de contagio. A propósito, la infección de estómago e intestinos también la tuve yo y ella no.

Básicamente debo decir que hemos tenido poco viento contrario. Nuestra familia ha apoyado mucho nuestra decisión. Los hijos de mi hermano, a excepción de la vacuna del tétanos, no están tampoco vacunados, y la vacuna del tétanos no se la pusieron a la edad recomendada sino mucho más tarde. Mis padres comparten nuestra opinión sobre las vacunas. Mis suegros, en cambio, no lo comprenden y cada vez que nuestra mayor está enferma, hay trifulca por el mismo motivo.

Además puedo decir que un sorprendente gran número de niños que conozco no están vacunados. Con ello, lo digo con franqueza, no había contado. Tampoco había esperado que en el jardín de infancia lo hubiesen aceptado sin más. Puedo acordarme aún de una conversación que tuve con un padre que me recriminó que ponía en peligro la salud de los otros niños. Pero su hijo está frecuentemente internado a causa de una inflamación crónica de oído.

Hasta ahora estamos muy contentos con nuestra decisión. Nuestros hijos pueden evidentemente combatir las infecciones. No lo pienso que no están vacunados (a excepción de cuando recibo un mail de Impfschaden.info u otras madres me comentan que han de ir otra vez a vacunar), porque esto para nosotros es normal. Yo misma tengo un daño vacunal grave y no quiero exponer a mis hijas a este peligro".

Madres irresponsables

"Mi hijo tiene ahora trece meses y no está vacunado, en absoluto. Tuve la suerte de tener amigos que, al principio de mi embarazo, me hablaron sobre la temática vacunal y me advirtieron de su problemática, por lo que pude enfrentarme a la misma. Cuanto más leía sobre esto, más clara tenía mi decisión contra la vacunación. También he rehusado la administración de vitamina K en el hospital y en lugar de esto escogí una variante con una dosis más baja en forma de solución grasa en gotas.

Mi hijo, hasta ahora, no ha estado nunca enfermo. Sólo

le pude amamantar cuatro meses, después le di leche de cabra, se tolera mucho mejor que la leche de vaca. Somos pura y exclusivamente vegetarianos, nuestra "carne" se llama verduras ecológicas, crema de almendras y algas chlorella. A pesar de ello, mis valores sanguíneos son excelentes.

Mi hijo está tan sano, que incluso nuestro médico antroposófico no lo quería creer, cuando recientemente acudí a él para solicitarle un certificado sobre su estado de salud para el jardín de infancia. Tengo la suerte de que nuestro pediatra nos apoya, pero nos quería despistar con la vacuna del tétanos pero no lo consiguió. Lo que otros padres permiten que hagan sus "apoderados" médicos vacunalistas, pude experimentarlo en el hospital, en la segunda visita de control, cuando una médico de la clínica infantil me insultó claramente al rehusar la vitamina K. Una enfermera infantil me tildó de madre irresponsable sin idea alguna de medicina y me echaron de una farmacia al expresar yo mi opinión sobre las vacunas. Actualmente, cuando no tengo ganas de discutir, cierro la boca, así de sencillo y sigo mi camino, pero incluso si no supiese nada sobre las vacunas, mi instinto me avisaría de lo que es correcto y lo que no.

Cuando leo informes de otros padres, que tienen hijos mayores, sé perfectamente que lo que hago es lo correcto".

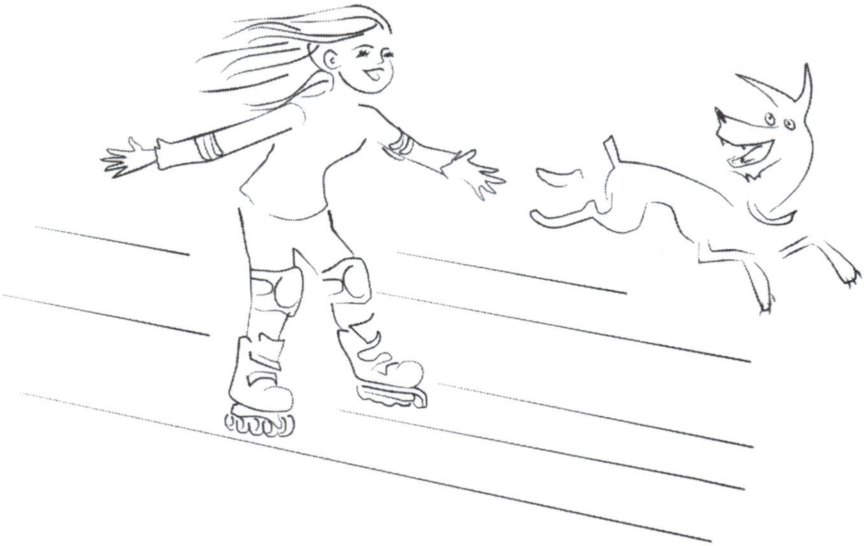

Estaba completa- y negativamente sorprendida

"Fue mi madre quien me llamó la atención sobre el tema vacunar o no vacunar, cuando yo estaba embarazada de Alina. Al principio no quería oír nada de esto, porque vacunar es ciertamente muy importante, pero como sea empecé a leer sobre el tema y quedé muy sorprendida (desde entonces leo regularmente Impf-Report). Yo no quería sustancias tóxicas en el cuerpo de mi hija, tenía miedo de que repentinamente pudiera morir o se enfermase de alergia, asma, etc.

No lamento de ninguna manera la decisión que tomamos de no vacunar a nuestros niños. Tampoco mi marido y yo no nos hemos puesto ninguna vacuna más. Tan sanos como nuestros hijos no hay otros niños alrededor. Muchos niños, familiares y conocidos, tienen alergias, Neurodermitis, asma, resfriados muy fuertes y muy frecuentes (que requieren estancias en sanatorios) y después de las vacunaciones estos niños están enfermos, tienen fiebre, no se encuentran bien, los bebés gritan y no duermen bien. De esto, en mis hijos, ni hablar.

Alina va a cumplir ocho años en Octubre, Sara en Enero cumplió los cuatro. Primero hablemos de Alina: En su primer año de vida no estuvo ni un solo día enferma.

Quisiera mencionar que ambas han estado amamantadas durante un año. Alina en su primer cumpleaños tuvo fiebre, al día siguiente ya había pasado. Alina ha tenido muy pocas veces fiebre (nunca más de 40° y siempre en conexión con algún suceso estresante). Cuando tiene fiebre le pongo compresas en las pantorrillas, le doy a beber frecuentemente y estoy, sencillamente, para ella. Nunca ha recibido medicamentos fuertes o antibióticos. Tengo algunos remedios homeopáticos en casa que si considero necesario se los doy. Si tose le doy el jarabe Prospan-Saft (de hojas de hiedra, para que la mucosidad se fluidifique). Se ha resfriado unas tres veces al año y siempre sin complicaciones, muy raras veces tiene tos. La última vez que estuvo un poco resfriada fue en Marzo 2012. Cuando era más jovencita, estaba frecuentemente enferma, cuando algo se salía de lo normal (cumpleaños, vacaciones, visitas, etc.), en estos casos acostumbraba a vomitar. Ésto ha mejorado en los últimos dos o tres años y nosotros siempre lo hemos tenido muy claro, eran reacciones al estrés (mi marido tiene también un estómago nervioso). Enfermedades auténticas del estómago e intestinos las ha tenido sólo una vez al año y sólo han durado un día. Alina aún no ha tenido ninguna enfermedad infantil. Durante los cuatro años en el jardín de infancia sólo se ha quedado en casa un total de diez días. En los últimos años la he llevado al médico solamente para las visitas de control y este año una vez por causa de una hernia inguinal, que fue operada ambulatoriamente. Alina va a la escuela desde poco más de un año y sólo ha faltado dos días, con motivo de la operación.

Sara es también más sana que los demás niños de nuestro alrededor, se resfría unas cuatro veces al año. Con predominio de la tos. La última vez que tuvo tos, este año fue en marzo, en combinación con un ligero resfriado. Hace un año y medio en Diciembre le hice recetar un jarabe con antibiótico. Desde hacía dos semanas la martirizaba una fuerte tos y el médico le diagnosticó bronquitis espástica e inflamación del oído medio. De todas maneras, ésta fue la única vez que le di un medicamento tan fuerte. Muy raramente tiene fiebre y cuando la tiene sólo le dura un día (no más alta de 40°). Igualmente con enfermedades del estómago e intestinos que sólo le duran un día y como máximo una vez al año. Sara tuvo algunos problemas con la dentición, cuando estaba resfriada poco después le aparecía un nuevo diente. Por lo demás, ninguna enfermedad cuando estaba bajo la influencia de estrés como le pasaba a su hermana y hasta ahora ninguna enfermedad infantil. Sara va al jardín de infancia desde los tres años y tal vez sólo ha faltado por enfermedad no más de dos días. En casa se quedan sólo cuando tienen fiebre o por un fuerte resfriado y eventualmente si por la noche no han podido dormir. Digno de mención es, que nuestro pediatra se mudó a principios del 2011 y hasta Octubre del mismo año no conocimos su nuevo consultorio. Nuestro pediatra es pro-vacunalista. De todas formas, me entiendo bien con él. Desde un principio le informé de mi posición, lo aceptó y con este tema me ha dejado siempre en paz. Darme miedo no podía hacerlo. Yo tendría miedo, si hubiese de vacunar a mis hijas.

He observado que mis hijas casi que no se contagian en contacto con otros niños. En el jardín de infancia siempre hay algún niño que va moqueando. Incluso cuando mi marido o yo estamos resfriados, la mayoría de las veces las niñas no se contagian.

Ahora quisiera detallar cómo reacciona mi entorno al tema no-vacunal. Debo decir que aceptan relativamente mi decisión. Los amigos ya conocen mi opinión y aunque hay la posibilidad de que no la compartan, están de acuerdo conmigo y las discusiones transcurren de tal forma que podemos conversar razonablemente entre todos. En la familia de mi marido ya es otra cosa. Mis cuñadas tienen profesiones (ayudante de consultorio, ayudante de farmacia, cuidadora de seniors) que no les posibilitan aceptar otra opinión. Cuando Alina era pequeña y se planteó el tema tuve que oír de todo, incluso que yo era una mala madre. Me defendí tan bien como pude, de tal manera que las vacunas no han sido nunca más tema de conversación. No comprendo cómo pueden ser tan cerrados de mollera, al observar la salud de sus niños que continuamente están resfriados, que tienen inflamaciones de oído medio, uno de ellos ha tenido que ir a un sanatorio junto al mar por causa de su tos tan grave que sin el inhalador no puede vivir. No se preguntan ni una vez como es que nuestros niños estén tan sanos o no lo quieren registrar. Por el contrario, en el jardín de infancia estuve de mucha suerte. Ni me preguntaron sobre las vacunas, el director tampoco ha hecho vacunar a su segundo hijo, por lo que tampoco estoy sola. También en la escolarización, más bien dicho, en el control médico me preguntaron sobre el tema, pero al negarlo, se aceptó así como estaba y no se insistió.

Pero quiero mencionar que tengo la impresión que mis hijas son más hábiles y más socialmente abiertas que los otros niños de nuestro alrededor. Ambas niñas aprenden muy rápido y comprenden las conexiones. Ambas podían escribir su nombre con tres años y contar hasta veinte. El interés por cifras y letras no lo favorecimos nosotros pero siempre explicamos detalladamente todo lo que querían saber. Alina, antes de empezar en la escuela, conocía casi todo el alfabeto y contaba hasta cien. Ahora se está terminando el primer año escolar y puedo decir con orgullo que Alina está entre las tres mejores alumnas. Desde el principio no ha tenido dificultad alguna en seguir el curso, ha comprendido nuevas cosas rápidamente, aprendió a leer en poco más de cuatro semanas y hace las tareas escolares completamente sola. En la escuela se encuentra muy a gusto y por suerte no está desmotivada. Ayuda gustosamente a otros niños y está siempre abierta a novedades. Con dos años se la podía comprender perfectamente, aunque no pronunciaba correctamente todas las letras. Su motórica de precisión se ha desarrollado perfectamente. Con tres años podía cortar con las tijeras y hacer pequeños trabajos manuales. Siente interés por el deporte, pronto aprendió a ir en bicicleta, con tres años y medio iba sin las pequeñas ruedas de apoyo. Aprendió sin ellas. Desde hace dos años que consigue hacer los treinta kilómetros. Con cinco años aprendió a nadar y recibió el carnet de benjamín (Seepferdchen en Alemania). Practica saltos de trampolín y desde los seis años también "Inliner".

Con Sara no podía ser de otra manera. Ella habla utilizando frases completas desde los dos años. Conoce el significado de palabras difíciles (por ejemplo, sensible), pide información sobre cosas científicas y sólo se da por satisfecha cuando ha recibido una respuesta aceptable. Desde poco más de los tres años que va en bicicleta y este año ha participado en excursiones de treinta kilómetros de distancia. Hace poco que ha aprendido a nadar y está muy orgullosa con su carnet de benjamín. Desde los cuatro años practica también "Inliner". Con tres años pintaba y hacía dibujos que otros niños no hacen hasta los cinco años. En el jardín de infancia están sorprendidos sobre lo avanzada que está. Bien, he de decir que aprende mucho de su hermana pero también tiene muchas ganas de aprender. Pero tengo la impresión en ambas que esta forma de ser tan avanzada guarda una relación muy estrecha con el hecho de no estar vacunadas. No quisiera presentar a mis hijas como unas superdotadas, sólo observo la diferencia que hay entre ellas y los otros niños de su edad, y eso me llena de orgullo, que tan jovencitas hayan aprendido tanto. Tengo dos hijas alegres, que se cuidan una a otra, que también se pelean como ocurre entre hermanos y que son muy felices. En público saben cómo comportarse, en esto no ha habido nunca ni un problema".

Aquí todos los niños se vacunan

"Tengo dos hijos: Una niña de ocho años y un niño de siete. Mi hija recibió dos vacunas contra el tétanos y una contra la polio cuando tenía tres y cuatro años. Entonces yo estaba muy insegura pero también la doctora me aconsejó ponerle estas vacunas. Tuve la precaución de que cada vez fueran vacunas sencillas, no múltiples. Mi hijo hasta hoy no ha recibido ninguna vacuna y no permitiré para mis hijos ninguna vacuna más.

Ya durante el embarazo me documenté sobre el tema vacunal. Leí un libro titulado "Tienen sentido las vacunas" o algo parecido. Mientras amamantaba a mis hijos, no me había planteado vacunar, ya que leí que las vacunas durante el primer año de vida pueden ocasionar daños cerebrales. Esto me parece a mí completamente lógico ya que con nuestras barreras de protección naturales (piel, mucosidades,...) los gérmenes (si es que existen) son detenidos y la leche materna ofrece suficiente protección. Seis gérmenes peligrosos que se introducen en un medio naturalmente protegido como es la sangre, pueden perfectamente dañar a un cerebro tierno e inmaduro, pensaba yo. También los otros componentes vacunales los encontraba yo dignos de reflexión.

Cuando acudí al pediatra con mi hija de seis meses de edad para las rutinarias visitas de control, me dio docenas de horas de visita para las primeras cuádruples o séxtuples vacunas, le dije que con la vacunación, quería de todas formas, esperar un tiempo. Entonces me respondió que allí se vacunaban todos los niños y que ya podía buscarme otro médico, lo que efectivamente así hice. La nueva pediatra fue en este sentido más liberal a pesar de que me quería influir en determinadas vacunas. Con el correr del tiempo no hubo nadie que me pudiese convencer de la bondad de las vacunas.

Hace poco mi vecina ha hecho vacunar a su hijo de seis meses, después enfermó y tuvo fiebre. Estuvo unas horas muy apático y por la noche empezó a gritar. Un niño que siempre había estado alegre se convirtió en otro completamente diferente, miedoso y que no paraba de llorar. Había sufrido un gran cambio. Encuentro muy grave que las madres estén tan inseguras que permitan que les hagan estas cosas tan crueles a sus hijos.

Mis hijos están rebosantes de salud, muy desarrollados y listos. Mi hijo (no vacunado) es un as en matemáticas, ayuda a su hermana mayor en los deberes. Él va a la primera clase y cuenta ya hasta mil. Las enfermedades en nuestra vida familiar tienen un espacio muy reducido. En invierno algún resfriado y tos pero no precisamente fuertes. Casi que no me acuerdo de la última vez que los niños tuvieron fiebre. Realmente enfermedades graves no las han tenido nunca. Tampoco han tenido las enfermedades típicas infantiles. Incluso cuando en el jardín de infancia ha habido alguna cosa, tampoco la han pillado. Mi hija se queja de vez en cuando de dolor de barriga, pero esto es de origen psicosomático, consecuencia de la presión en la escuela. Intento y me esfuerzo en evitar conflictos para que el sol salga para mis hijos cada día (no en el sentido literal). Les proporciono todo lo que necesitan, sobre todo una buena alimentación, amor y seguridad".

El peor enemigo es el miedo

"Tampoco para nosotros ha sido fácil tomar la decisión adecuada, si vacunar o no a mi hijo. Realmente difícil lo he tenido a causa del constante miedo que me daban los médicos. Cuando era un bebé, de tres meses, para mí era demasiado pequeño para introducirle una dosis de veneno semejante por lo que me decidí a aplazarlo. Cuando tenía un año y coincidiendo con la visita de control reglamentaria, ante la presión de la pediatra tuve que decidirme otra vez. Mi marido y yo nos empleamos intensivamente con el tema y en principio nos decidimos por no vacunar.

Sobre todo porque las argumentaciones de la industria farmacéutica y la corriente informativa deja mucho que desear. El sentimiento de darnos miedo prevaleció y las aclaraciones o mejor dicho, la falta de información facilitada por los médicos, también.

Los libros del Dr. Buchwald o de Simone Delarue, por nombrar unos ejemplos, también los de la editorial Klein-Klein, finalmente nos convencieron y nos dieron seguridad. Sobre todo con la opción de que más adelante podríamos vacunar o no.

Referente a mi hijo sólo puedo decir que su sistema inmunitario funciona al 100%. Él tiene ahora seis años y la pediatra sólo lo ve en las visitas reglamentarias de control. Naturalmente, cada vez que nos ve no se olvida de recordarnos las vacunas y nos anima a ponerlas. Esto, cada vez, es enervante. Pero mi argumento, de que a mi hijo no lo ve por estar enfermo, también se extraña (a excepción de una estomatitis cuando era muy pequeño, presuntamente un exantema súbito con constantes de 41°). Cada vez estoy tentada de responderle: ¡No vacunamos por convencimiento! Y entonces el tema está cerrado y bien cerrado.

Mi hijo a los dos años fue operado del conducto urinario, una estenosis de la uretra en ambos lados con trastorno de micción, de la que se recuperó rápidamente. Se detectó por una infección del conducto urinario, la cual después de la operación no se ha repetido más. Algunos resfriados que con ayuda de la homeopatía se recupera perfectamente. Claro, alguno ha costado más que otros. Es igual las "epidemias" que circulan por el jardín de infancia, el chico no las coge. Puedo recordar que una vez que tuvo una infección de estómago e intestinos le duró sólo una noche. Comparado con los otros niños, mi hijo tiene un sistema inmunitario excelente y yo creo que es debido a que no está vacunado. Sobre todo, cuando veo cuan frecuentemente están enfermos los otros niños. Cuando era pequeño sufrió mucho a causa de la dentición. Fue realmente extremo como el pobre se daba golpes con la cabeza contra la pared a causa del dolor. Y también los dolores de crecimiento han sido muy fuertes, por lo demás no se me acude nada más digno de mención. Hasta ahora ninguna enfermedad infantil.

¡A otros padres sólo les puedo dar coraje y decirles que el enemigo más poderoso es el miedo! ¡Y ésta es el arma más poderosa de la industria farmacéutica! Infórmense debidamente en ambas direcciones, o pro o contra, y decídanse, atiendan a su instinto".

Enfermedades terribles

"Estaba preparada a ver que terribles enfermedades caerían sobre mi hija por el motivo de no estar vacunada. Mi hija nació cuando mi hijo ya era mayor.

Me había roto la cabeza pensando y reflexionando porque mi hijo se mueve tambaleante y agitado, tiene Pseudokrupp, convulsiones, las piernas malformadas en forma de X, arrastra los pies, tiene dificultades con la motórica de precisión y otros fallos difusos. Más tarde apareció MS (esclerosis múltiple) por añadidura. Los médicos me dijeron que tal vez durante el parto había quedado un lapsus de tiempo sin oxígeno. Siempre había pensado que con el tiempo lo superaría. Lastimosamente no ha sido así.

Años después, estaba embarazada de mi hija. En el consultorio de mi comadrona encontré entre otros, un impreso con un texto muy crítico respecto a las vacunas, con una dirección de internet y dentro una lista de libros. Al leer esta lista supe que todo lo que tenía mi hijo lo habían causado posiblemente las vacunas. Consulté a la comadrona si había visto daños vacunales. Sí, me dijo. ¿Por qué pues se vacuna? "Porque las madres jóvenes hoy en día no soportan pasar las noches junto a la cama de sus hijos enfermos y porque quieren evitar las faltas de asistencia en el jardín de infancia y la escuela". Siempre había ofrecido en su consultorio conferencias sobre las vacunas. Una vez a favor, a la siguiente, en contra. Las conferencias en contra se las habían prohibido. En consecuencia, se acabaron las conferencias.

Mi marido opinaba, "si no la vacunamos la habremos de proteger de otra manera". Entonces el miedo que con el tiempo se había ahondando en nuestros cuerpos hacía acto de presencia, ¿no vacunar podía ser peligroso? Llevamos a nuestra hija a un médico naturista el cual nos recetó montañas de complementos alimenticios y muchos productos homeopáticos y sales de Schüssler. Había un plan para la ingesta de los distintos preparados, el cual se había de seguir cada día. Pronto lo suspendimos, porque no le veíamos el sentido y además la niña se desarrollaba muy bien. La alimentación era bio. Podía comer dulces, pero no muchos. Buscamos un médico antroposófico para las visitas reglamentarias de control. La compañía de seguros no aceptó pagarlo pero nuestro deseo de no vacunar lo aceptó sin problema alguno. Tanto en el jardín de infancia como en la escuela, hasta ahora, a nadie ha molestado que la niña no esté vacunada.

Esperamos, largo y tendido, a las temidas enfermedades infantiles, contra las cuales ella no estaba vacunada. Hasta su ingreso en el jardín de infancia no tuvo nada. Pero, después, pensamos nosotros, va a coger todos los gérmenes que circulen por allí. Nada de nada. Fue el niño más sano del jardín de infancia. Despacio empezamos a darnos cuenta de que sin vacunas un niño está sano, con vacunas tiene infecciones, mucosidad, alergias, hiperactividad, fiebre convulsiva, ojeras, falta de energía, torpeza, infecciones intestinales y continuamente ha de ir al médico. Actualmente tiene ocho años. A excepción de cuando tuvo la varicela, no ha estado más de un día enferma. Una o dos veces al año tiene fiebre, ligeramente, no más de 38,2°, alguna vez dolor de garganta, de oído, o vómito. Por descontado nunca han sido necesarios los antibióticos o los supositorios contra la fiebre. Le aplicaba compresas de cebolla sobre el oído enfermo y homeopatía.

Es muy vital y participativa. Con doce meses ya andaba y muy pronto ya tenía un vocabulario relativamente extenso. En un grupo infantil casi siempre es la capitana. En el tiempo libre prefiere un parque dónde se pueda practicar escalada que practicar natación. Es muy activa.

Precisamente después de la experiencia con tantas enfermedades de mi hijo, completamente vacunado, me siento tan liberada de que mi hija, sin vacunar, esté tan bien, sin problemas y naturalmente sana. Quisiera prevenir a todas las personas ante la vacunación. Lastimosamente casi nadie me haría caso. Ni tampoco he podido conseguir librar de la vacunación al perro de mi amiga que continuamente están vacunando... Y frecuentemente está enfermo. Entonces se le lleva al veterinario. Y se le continúa vacunando.

Deseo con todo mi corazón que en la medicina y especialmente con la vacunación se llegue a volver al buen camino".

Enfermo a pesar de las vacunas

"Mi hija mayor (de dos mellizas), nacida en 1987, recibió todas las vacunas recomendadas. Por una parte, porque no me había detenido a informarme y tomar una crítica posición y por otra porque las palabras de los médicos me hicieron sentir muy insegura (mis hijas tienen un problema de corazón congénito, un ASD).

Nacieron cuatro semanas antes del término, pero en conjunto en buen estado de salud, aunque con 2060 y 2440 gramos, algo faltas de peso.

Las niñas se desarrollaban muy bien corporalmente más bien frágiles, particularmente sufrían frecuentemente de infecciones en estómago e intestinos, por ejemplo con cinco meses tuvieron una grave infección con Rota-virus, lo cual en la más pequeña que tenía el problema cardíaco más grave (el 60% de la sangre circulaba en sentido invertido, fue operada con cuatro años)la condujo casi a la muerte.

Yo pensaba que la frecuencia de las infecciones era debida a que yo no pude amamantarlas completamente. Si aquí hay una conexión con las vacunas puntualmente administradas, no puedo ahora determinarlo con seguridad.

De todas maneras no puedo comprender desde el punto de vista actual como pude permitir en un pequeño y debilitado organismo tanta manipulación masiva, que como se demostró más adelante, fue totalmente carente de sentido.

Ambas niñas enfermaron, a pesar de las vacunas, antes de ingresar en la escuela de las siguientes enfermedades infantiles: Sarampión (grave proceso, particularmente en la más pequeña), rubeola, tos ferina (grave proceso, más en la pequeña), tres veces escarlatina y varicela. Ni que decir tiene de la cantidad de infecciones que mientras tanto iban teniendo.

Después de esta experiencia tuve a mi hija pequeña en el año 1992, también con el mismo problema cardíaco, pero no la hice vacunar. Además la amamanté durante ocho meses. A los ocho meses tuvo varicela y cuando iba al jardín de infancia rubeola. Ambas enfermedades transcurrieron tranquilamente y sin problemas. También, admirablemente, empezó muy pronto a dormir toda la noche y tampoco los primeros dientes presentaron problemas. Por lo demás, es robusta y sana, en tres días supera cualquier infección y se ha desarrollado admirablemente en todos los aspectos.

También hoy me decidiría por la no-vacunación, incluso para mis animales domésticos. Nuestra perra, que en toda su vida no recibió vacuna alguna, se nos murió el año pasado con 17 ½ años y hasta el día de su muerte no había estado nunca enferma.

Y nuestro labrador con 13 ½ años hace cinco kilómetros de jogging cada mañana con nosotros. Se le vacunó a los dos años (para estancias en el extranjero no hay otra alternativa) y con excepción de una herida no ha necesitado nunca ningún veterinario".

Atiendan a su sexto sentido

"Mi hija nació en la semana 40ª de embarazo. Fue un parto espontáneo sin ninguna ayuda especial. Todos los valores, peso y medida fueron correctos. Ya que a la mañana siguiente me dieron de alta en el hospital, al próximo día fui directamente con ella al pediatra. También aquí fue todo correcto. Me habló, naturalmente, sobre el tema vacunal.

A partir de este momento me he dedicado intensivamente con el tema vacunal. Mi marido que entonces estaba muy influenciado por la homeopatía, estaba completamente contra las vacunas. Me he informado sobre este tema a través de libros, conferencias y otras fuentes. Con ello, mi opinión se ha reforzado, por lo que no es cuestión para nosotros dejar vacunar a un niño pequeño, ni hablar. Tampoco hubiese utilizado una séxtuple.

Mi hija con seis meses empezó una auténtica batalla con la dentición. Al mismo tiempo que salía un diente cogía fuertes ataques de tos. Me dirigí a una homeópata excelente, con la cual aún ahora estamos. Ya no cogía a nadie más porque tenía muchísimos pacientes, pero con mi hija que entonces tenía seis meses hizo una excepción. Me dijo que probablemente con esta niña no tendría demasiado trabajo. Encontramos el medio de acuerdo a su constitución, el cual mi hija aún lo toma actualmente si lo necesita. Una vez que me resistí en la consulta del pediatra a dar a mi hija un antibiótico (por causa de la fuerte tos) me tildó de irresponsable y me exigió llevara a la niña a un especialista de pulmones. Lo que hice muy de buen grado. El especialista dijo que un antibiótico no era necesario y que los pulmones estaban libres. Hasta hoy mi hija aún no ha probado antibiótico alguno. Poco después de su tercer cumpleaños ha tenido varicela, sin problemas o complicaciones. No tiene ninguna clase de alergia o intolerancia y hasta hoy, a pesar de su hemiparesia, es una niña robusta, muy consciente de su propia valía y espabilada.

Por otro motivo más estoy satisfecha de no haber vacunado. Cuando mi hija tenía 16 meses, observé su gran necesidad, quería andar, cognitivamente estaba realmente adelantada pero motóricamente parecía que no acababa de funcionar. Quiero remarcar que el pediatra nunca le había detectado nada que llamase la atención. El primer médico al cual consulté por este tema, me dijo que probablemente mi hija nunca podría aprender a andar. Nos transfirieron a la Clínica Universitaria de Düsseldorf y puesto que nos habíamos de esperar muchísimo tiempo pedimos hora de visita privada con el médico jefe. Éste nos dijo: No se alteren, la niña va retrasada y tiene un pie plano, con el tiempo todo se va a solucionar. Mira por dónde, a los dieciocho meses mi hija podía andar, sólo le faltaba un poco de flexibilidad. Más tarde observé que la parte izquierda de su cuerpo, particularmente el brazo, se mantenía como crispado/convulso y cojeaba del pie izquierdo. Intenté recoger información al respecto y pedí hora de visita en el departamento de neurología de la Clínica Universitaria de Colonia. Allí a mi hija le hicieron un examen a través de una tomografía con resonancia magnética con lo que se supo que le pasaba. Mi hija sufrió un derrame cerebral prematuro y a consecuencia de ello algunas zonas cerebrales se

LA HISTORIA DEL ORIGEN DE "VIDA SIN VACUNAS"

① Un homeópata de Suiza, una artista de Siberia
y usuarios de Internet de todo el mundo

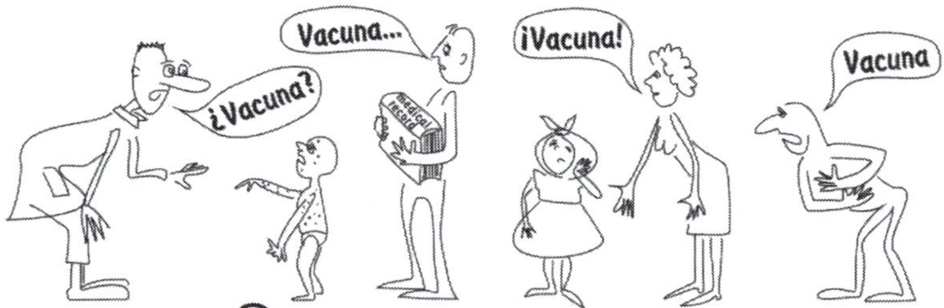

② Efectos secundarios de las vacunas

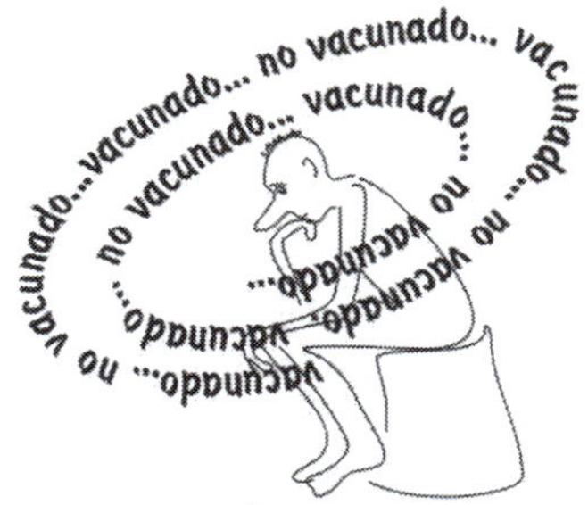

③ Meditando...

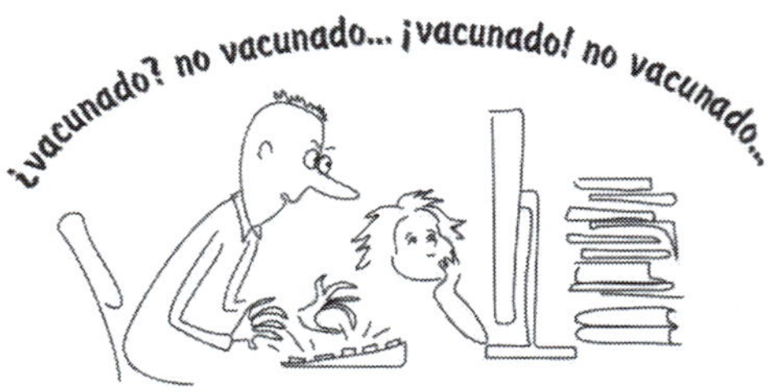

④ Inicio de la encuesta sobre el estado
de salud de niños no vacunados.

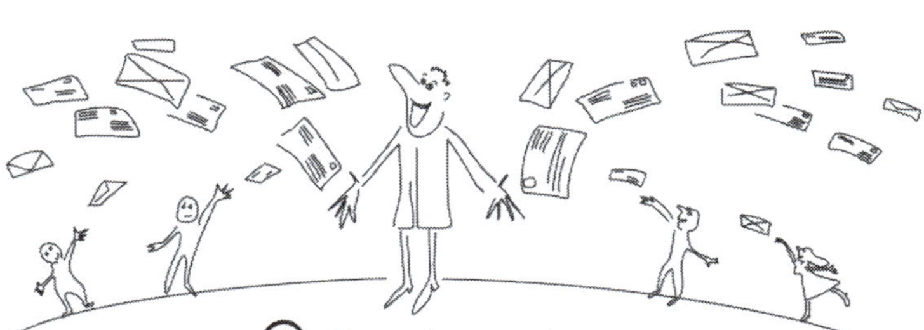

⑤ El mundo responde...

⑥ Se seleccionan los mejores reportajes...

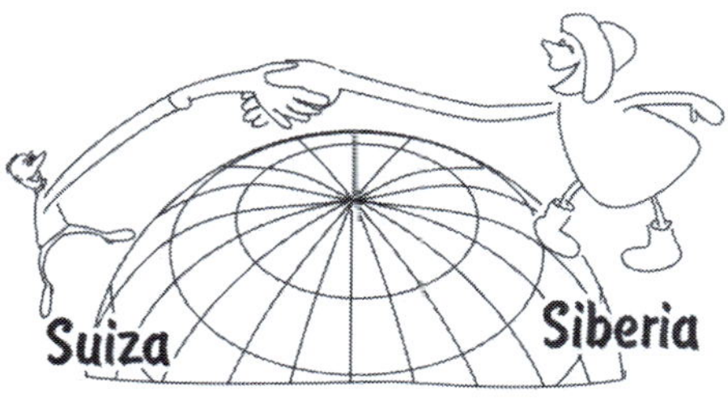

⑦ La búsqueda exitosa de una ilustradora...

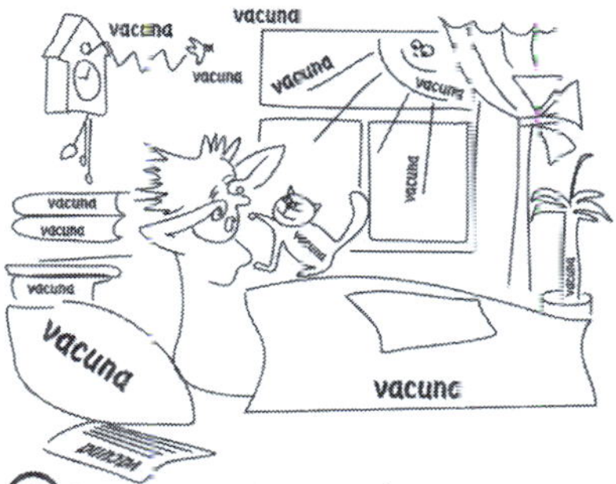

⑧ Los pensamientos sólo dan vueltas alrededor de un tema

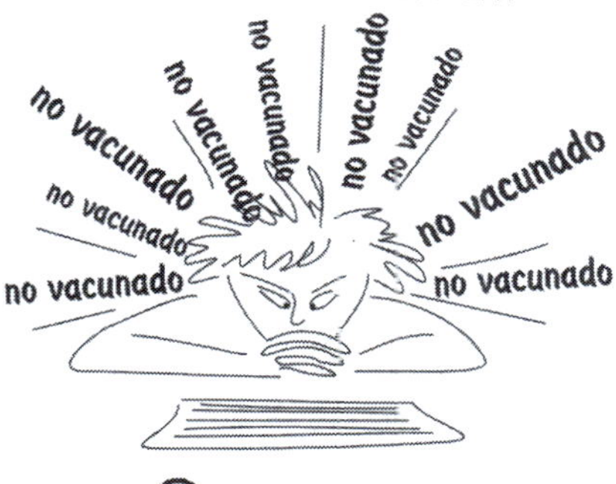

⑨ Los dolores de parto...

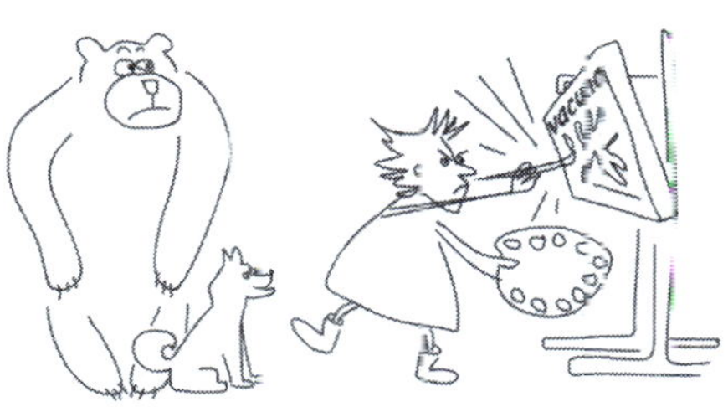

⑩ Dibujar...

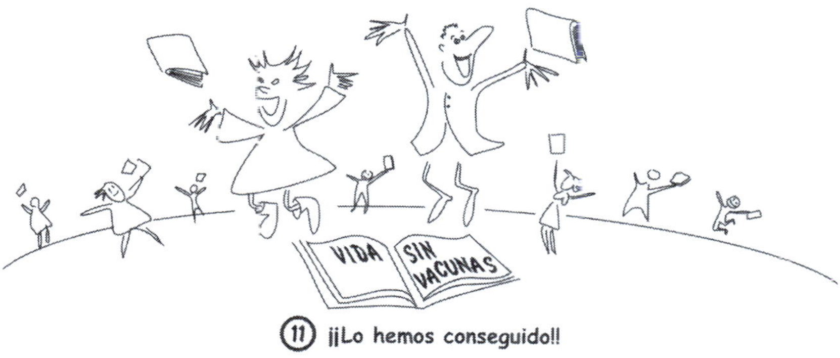

⑪ ¡¡Lo hemos conseguido!!

destruyeron. Esto condujo a que mi hija tuviese una hemiparesia (un lado del cuerpo paralizado). Ahora me dicen que puede revelarse como espástica y bien podría tener epilepsia. Esto no podía creerlo, ya que mi hija a cada resfriado tiene fiebre elevada. Estaba convencida que si tuviese tendencia a convulsionar, está se hubiera ya hecho visible en una fiebre convulsiva. Por otra parte estaba contenta de no haber vacunado. Con toda probabilidad y con todo el historial médico que lleva mi hija a sus espaldas si la llegamos a vacunar se habrían desarrollado aún más daños.

Las consecuencias en mi hija fueron así, ya que ella tenía el tendón de Aquiles más corto, tenía el pie mal formado y motóricamente limitado. Me propuse emprender todo lo que pudiese ayudar a mi hija hasta poco antes de empezar a ir a la escuela. Durante la semana teníamos cinco terapias (desde osteopatía hasta equitación terapéutica). De parte de los ortopedas sólo venía la sugerencia de inyectar toxina botulínica. Durante un año estuve resistiéndome a esta terapia, pero al final no pude resistir más la presión de los médicos y cedí. Por suerte no hubo daños pero realmente tampoco ayudó. Nadie me había informado de que había otro método, mucho más efectivo. Lo encontré yo misma buscando información, en una clínica ortopédica infantil de Baviera practican un método más delicado, con una guía o férula especial que se sujeta al órgano con yeso. Mi hija durante un tiempo llevó siempre esta guía.

Esta férula especial la fabricaban en una tienda de ortopedia en Baviera y gracias a su utilización consecuente ha obrado maravillas y ha ahorrado que tuviese que permitir inyectar a mi hija productos tóxicos u otros medicamentos. Alguien que no sepa que mi hija como diagnóstico tiene Hemiparesia, no se daría cuenta. Antes de ingresar en la escuela una neuróloga nos dijo que probablemente no se le permitiría asistir a una escuela normal. Por aquí no pasé, impuse mi voluntad delante del médico escolar y mi hija al terminar las vacaciones de verano asistirá con sus amigas a un instituto normal y corriente. Que con esta frase me vengan las lágrimas a los ojos quiere decir que el trayecto hasta aquí ha sido muy largo y complicado.

Con mi descripción quisiera decir algo a todos los que no tienen que ver con las vacunas: Como padres no hemos de permitir que nos hagan sentir inseguros y hemos de atender a nuestro sexto sentido. Considero de gran responsabilidad el no vacunar si después de informarnos hemos llegado a esta conclusión. Dejarse vacunar sin haberse informado previamente, considero yo, que es entregar plenamente la responsabilidad de nuestra propia vida al médico. Mi experiencia me ha demostrado que cada médico viaja en el barco de su propia filosofía y no siempre está dispuesto a dejar subir a su barco otras posibilidades. Si yo hubiera hecho caso sólo a los médicos, mi hija no hubiera llegado tan lejos, como hoy ha llegado".

Lógico, no vacunar

"Nuestro hijo tiene 3 ½ años y no está vacunado. Hace cerca de diez años mi colega de trabajo estaba embarazada y pensaba que no vacunaría a su hijo. Ya que ambas somos ayudantes médicas, yo me sorprendí, naturalmente. Pero sus argumentos me dieron a pensar y viajé a Munich para asistir a dos conferencias que dieron el Dr. rer. nat. Stefan Lanka y Karl Krafeld y me abrieron los ojos, ¡qué forma de crimen se comete con los niños… a nivel mundial! Mientras tanto he leído un montón de libros y es sencillamente lógico que me haya decidido por no vacunar. Nadie se ocupa de ello y tenemos tanta confianza en la medicina convencional y en sus testarudos médicos. ¡Lástima!

Nuestro hijo está sano, es el último año que va al jardín de infancia, el primer invierno sucumbió a las enfermedades normales, que nosotros ayudamos con métodos naturales.

He encontrado una pediatra, que al principio me quería aclarar, pero después ya ha notado, que en ningún caso lo aceptaré. En nuestra región hay médicos que se han negado a tratar a niños no vacunados.

La directora del jardín de infancia se mostró un poco sorprendida, sólo conocía niños vacunados o poco vacunados. Pero la directora del grupo lo encontró muy bien manifestándose que los niños no vacunados son los más sanos.

No voy por ahí comentando a todo el mundo que no quisiera permitir que circunciden a mi hijo. Pero si hablo con alguien de confianza me felicitan por tomar esta valiente decisión. Algunos tampoco hubiesen dejado vacunar a sus hijos, pero la pareja o la familia si lo quería. Mi pareja, gracias a Dios, estaba posicionado desde el principio contra las vacunas. Por lo demás, conozco a algunas familias que tampoco han vacunado a sus niños y están muy satisfechos con su decisión.

Quisiera terminar con una frase: ¡Con la industria farmacéutica la humanidad ha terminado de pensar!"

Háganlo así, pero exactamente así

"Mientras tanto tenemos tres hijos que no hemos vacunado (edades: 10, 7 y 2 años) y podemos transmitir un mensaje muy claro: Háganlo así, pero exactamente así. Es una prevención de salud total, consecuente y duradera que cada día se revive y que no se deja manipular a través de informaciones erróneas de grupos interesados.

Las páginas de Internet siguientes proporcionan informaciones muy buenas: www.ggb-lahnstein.de, www.ugb.de y las publicaciones de Werner Kollath, Max Otto Bruker y Samuel Hahnemann. La renuncia a las vacunas tiene para nosotros los motivos siguientes:

1) Nuestros niños en comparación con otros conocidos y compañeros escolares, vacunados total- o parcialmente están considerablemente mucho menos expuestos a infecciones y no tienen ninguna clase de alergia o determinadas enfermedades crónicas.

2) La experiencia temprana traumática de un doloroso pinchazo intramuscular no la han tenido nuestros hijos.

3) Incluso después de repetidas encuestas a expertos, hasta ahora, no se conoce ningún estudio independiente que demuestre la efectividad indudable de un serum vacunal.

4) Para cada enfermedad infecciosa hay magníficas terapeutas a nuestra disposición, en un daño vacunal severo sin vistas a una recuperación los padres han de estar toda la vida solos con este cruel destino.

5) La renuncia a la vacunación no es suficiente para conseguir una buena salud. Es importante una alimentación de valor integral completo, mucho movimiento, dormir suficiente, recuperación y distracción, y evitar todas las influencias que pueden dañar la salud, aquí podemos citar además de las vacunas otras medidas que contribuyen a la salud como son la vivienda, el vestido, etc."

Todo se ha de poner en duda

"Leon tiene tres años, muy raramente está enfermo y cuando lo está, se recupera rápidamente y sin problema, sin ayudas químicas, si acaso con remedios naturales y homeopatía.

Hasta ahora ha tenido resfriados, si había también tos, no duraba más de una o dos semanas. No ha tenido nunca fiebre alta. Dos días vomitó pero sólo una vez. Una noche tuvo diarrea cuando era un bebé. Otra noche tuvo una ligera inflamación de la vejiga urinaria. También dolor de oídos que duró sólo un par de horas.

Es un niño muy desarrollado: Hablaba casi correctamente a los dos años. Es muy alto (con tres años casi mide un metro), a pesar de que nosotros no somos muy altos. Antes de su tercer cumpleaños ya iba en bicicleta, a la primera intentona ya lo consiguió. Juega al fútbol como si fuese mayor. Y con tres años completamente sin problema y por sí mismo ya no necesita pañales, en absoluto. Frecuentemente noto la diferencia con los niños vacunados, sencillamente éstos no están tan bien desarrollados.

Hablé sobre el tema con una amiga y no resultó como esperaba, al resto no les dije gran cosa, es nuestra decisión.

El primer pediatra lo cambié porque no aceptó en absoluto nuestra decisión e incluso se permitió ser descortés. El segundo pediatra al principio me habló sobre el tema y aceptó mi decisión pero poco a poco fue insistiendo y presionando para vacunar y noté que no le gustaba en absoluto. Ahora sólo vamos para las visitas reglamentarias de control, que las hago para que más adelante no haya un campo de batalla demasiado extenso, cuando haya de ir al jardín de infancia o a la escuela. Sé verdaderamente que mi hijo está bien desarrollado, para esto no necesito ningún trozo de papel que lo certifique, ¡pero se hacen tantas cosas...!

Estoy satisfecha por oír a mi sexto sentido cuando nació mi hijo. Yo estoy completamente vacunada, mi marido y mis padres, también.

Pero, ciertamente cuando estaba embarazada algo cambió dentro de mí y todo lo puse en duda, ¡y estoy feliz de que fui por el buen camino!"

Piedras en el camino

"Nuestra hija (casi catorce años) y nuestro hijo (casi once años) están sin vacunar desde que nacieron. Naturalmente, por parte de nuestra pediatra nos puso muchas piedras en el camino, pero no nos dejamos inmutar y finalmente nuestra pediatra hubo de aceptar nuestra decisión. Nuestra hija tuvo varicela con casi cuatro años sin grandes problemas, a continuación nuestro hijo que entonces tenía un año. Tampoco a él le molestó mucho. Cuando miramos las fotos de él una vez recuperado de esta enfermedad vemos a un niño resplandeciente de felicidad. Nuestros hijos están raramente enfermos. Como máximo un resfriado una o dos veces al año. En cambio los compañeros de nuestros hijos están frecuentemente enfermos y tienen Alergias (al polen, al polvo) e incluso asma. Muchos no pueden concentrarse en la clase, gritan mucho y no pueden estar sentados tranquilamente. En la escuela dejamos registrado que nuestros hijos no están vacunados y así deben permanecer. Hasta ahora no hemos tenido problema alguno.

Con el tema Vacunas nos hemos ocupado profundamente (también tenía ya conocimientos a través de mi antiguo jefe sobre este tema) y no lamentamos en absoluto no haber dejado vacunar a nuestros hijos".

Yo tengo la responsabilidad

"Mi hijo tiene ahora doce años y mi hija diez. Ambos están sin vacunar. Cuando estaba embarazada de mi hijo una doctora en medicina me hizo acupuntura. En una de las sesiones me contó que iría a un congreso de enemigos de las vacunas. Además quería asistir a un congreso de la industria farmacéutica para hacerse una opinión propia. Cuando le pregunté cómo habían ido los congresos, la doctora me dijo que sólo vacunaría cuando se lo pidiesen expresamente, pero que no lo recomendaría más. Me recomendó un libro: "Goldrausch" (Fiebre del oro) de Wulf Splittstoesser.

Cuando al llegar a casa hablé con la madre de mi marido al respecto, me contó que de los seis hijos que aún viven (actualmente entre 45 y 60 años) sólo había dejado vacunar al mayor. Su segundo hijo murió después de la vacuna de la viruela, por lo que los hijos siguientes no fueron vacunados por instrucciones de la administración. Mi actual marido es mecánico de coches y hasta ahora no se ha vacunado contra el tétanos. Se hace heridas día sí, día no y tiene a causa de su profesión un riesgo elevado de infección, pero no ha tenido nunca ni el tétanos ni otra enfermedad parecida. Sus hermanas en edad adulta y coincidiendo con las visitas de control reglamentarias de sus hijos, se hicieron vacunar. He podido comprobar que en esta familia no abundan las enfermedades crónicas. Estaba sorprendida de que hasta yo misma hasta la fecha pudiese demostrar un "buen" estatus vacunal y después de leer el libro entré a formar parte como miembro de la asociación "Aegis-Deutschland". Asistí a un congreso de críticos vacunales en Augsburgo, uno de los conferenciantes era el Dr. Buchwald, ya fallecido desde hace unos pocos años. Hasta hoy estoy abonada a la revista "Impf-report" que me suministra siempre noticias.

Mi hijo a la edad de 1 ½ años tuvo una severa tos ferina, mi hija entonces con ¼ año se contagió pero de forma suave. Con apoyo homeopático conseguimos capear el temporal. Ambos niños han tenido, sin complicaciones, rubeola y varicela, cuando asistían al jardín de infancia. Incluso nuestro médico de cabecera me autorizó a tratar con homeopatía una escarlatina que tuvo mi hijo a la edad de tres años, además de frecuentes electro-cardiogramas como control. Hasta hoy no se ha repetido.

En una visita al médico al principio de mi debut como madre mi hijo tenía un arañazo en la cabeza por lo cual el médico me riñó acusándome de irresponsable porque no había vacunado. Reaccioné enseguida alegando que la responsabilidad es mía, tanto si el niño está enfermo a causa de una vacuna como si la enfermedad es por causa de no vacunar. Soy yo la que estoy al pie del cañón cuidando a mi hijo y no el médico. También con motivo de una operación de mi hijo a los dos años, tuve que discutirme con un médico. Entonces le dije que estaba suficientemente informada y con mucho gusto puedo debatir largas horas con él. Al final se calló, pues ya llevábamos 45 minutos machacando sobre lo mismo.

Actualmente sólo discuto en casos excepcionales. Cuando se me exige una vacuna como puede ser para ir de colonias o cosas parecidas hago un escrito a modo de declaración, que mis hijos no están vacunados y tampoco en caso de heridas se han de vacunar ya que podría desencadenarse una reacción anafiláctica. ¡Esto no es mentira y causa impresión! Cuando necesito más seguridad para mí añado que hubo un caso de muerte y otras complicaciones vacunales en la familia (Mi padre cuando estaba haciendo el servicio militar por causa de una vacuna estuvo gravemente enfermo). Llegados a este punto normalmente no hay nadie que se atreva a continuar insistiendo. Y si conviene, al estar muy bien informada, puedo dejarme llevar a una discusión bien animada...

Mis hijos y yo estamos muy sanos. Quiero remarcar que mi hija hasta hoy no ha tomado ningún medicamento. ¡Ningún preparado para bajar la fiebre, ningún antibiótico y tampoco cortisona! Con mi hijo, en los primeros dos años con la homeopatía no estaba segura del todo. Se le administró una vez un supositorio y otra vez un antibiótico. ¡Hasta ahora con la homeopatía vamos perfectamente!

Además quiero añadir que la alimentación juega un papel importantísimo en la salud. Por favor, tengan cuidado en evitar los potenciadores de sabor en la alimentación e infórmense sobre el Methylphenidato antes de que le sea recetado un preparado que lo contenga.

En mi consultorio como naturópata con homeopatía clásica frecuentemente veo daños vacunales perfectamente evitables, lo que hace que me sienta mucho más segura con la decisión que tomé con mis hijos".

No lo he lamentado nunca

"Nuestras hijas tienen ahora 15 y 12 años y no hemos lamentado nunca que se hayan quedado sin vacunar. En comparación con otros niños observo claramente que tienen menos infecciones, que pasan las enfermedades fácilmente, incluso con fiebre elevada y sin tendencia a complicaciones. No tienen alergias, la intolerancia a la leche la han heredado de ambos padres pero no es ninguna cosa rara. Ambas desde el principio han tenido un tratamiento de constitución homeopático, también durante los dos embarazos estuve acompañada constitucional-homeopáticamente.

La mayor de 15 años es un volcán, impulsiva, extrovertida y muy vital, le gusta bailar a la vez en dos bodas. La pequeña de 12 años es más bien introvertida y le gusta estar para sí misma, necesita estar sola para poder recargar su "acu" y defiende su "repliegue" vehementemente. Son ambas muy diferentes la una de la otra y no puedo decir si con la vacunación su carácter sería otro.

Ambas muestran mucha empatía a través de su buen comportamiento y se sienten muy cómodas en compañía de gente más joven, de la misma edad o incluso con gente mayor. Aceptan responsabilidades gustosamente. Naturalmente, la pubertad, tampoco en ellas, no transcurre sin dejar huella, esto es un examen muy especial para todos los participantes.

Lo que ahora nos da quebraderos de cabeza, es que las niñas están llegando a una edad en que, cada vez más, quieren decidir por sí mismas lo que quieren y lo que no quieren.

Nosotros también lo queremos, es natural que un día nuestro trabajo como educadores llegue a su fin y entonces se transforme puramente en un trabajo de relación. Nos hemos dado cuenta que en el punto vacunas han adoptado nuestra opinión, sencillamente ha sido así. No han discutido ni un ápice nuestra decisión de no vacunarlas.

¡Esto no ha de ser así! Para nosotros es importante que ellas por sí mismas, personalmente, lleguen a una decisión.

Ambas no han tenido aún rubeola, aunque lo hemos de comprobar con un análisis de sangre ya que algunas veces esta enfermedad transcurre asintomática. Ambas estarán ante la cuestión de si quieren vacunarse o no. Nosotros aún no tenemos claro cómo podemos presentar este asunto, deseamos una aclaración vacunal de acuerdo a la edad de la niñas, tal vez en un congreso. Un grupo de trabajo propio para gente joven pienso que sería una buena idea. Pero tal vez seamos sólo nosotros los que tenemos esta necesidad. No es cosa de que nuestra hija de 15 años acepte y bendiga nuestra opinión, tal vez también note que con ello está en oposición con la mayoría de gente de nuestro alrededor y sencillamente encuentre fantástico tener otra opinión. En la pubertad este tipo de situaciones, ser de otra manera, es muy "chick". Quisiéramos que ambas niñas lleguen a tomar su propia decisión y actúen por y para sí mismas con responsabilidad.

Para nosotros el tema vacunal hace ya tiempo que nos lo hemos comido, estamos contentos que nos hayamos decidido por lo que nos hemos decidido".

Pierda la costumbre a las discusiones

"Ambas niñas, nacidas en 2005 y 2007, están sin vacunar. Charlotte nacida el 2005, durante los seis primeros meses no tuvo nada, después tuvo diversos resfriados, exantema súbito, convulsiones afecto-respiratorias hasta los tres años. Bastantes veces tiene fiebre hasta los 40º. Es una niña que parece tímida, pero sabe muy bien lo que quiere y para conseguirlo deja atrás toda su timidez. Le gusta moverse, escalar, nadar, ir en bicicleta y ahora empieza a montar en una rueda.

En su clase es la más joven, pero según su profesor tiene la cabeza muy bien amueblada. No hemos utilizado con ella ningún otro medicamento que glóbulos homeopáticos y osteopatía.

Con una excepción: Hace dos años se hirió en un ojo en el jardín de infancia. La clínica universitaria oftalmológica diagnosticó un desgarro de la conjuntiva y se tuvo que coser. Charlotte se resistió como una leona durante el examen, abrió el ojo muy poco tiempo, le pusieron dos veces gotas en el ojo. El personal había empleado violencia con ella (separador de párpados) y al mismo tiempo fue vacunada del tétanos.

Nos la llevamos a casa (sin que la hubieran dado de alta), después de hablar con el homeópata tomó unos glóbulos. Su estado mejoraba rápidamente. Al próximo día la llevamos al oftalmólogo. Diagnóstico: Desgarro de la conjuntiva. Otra vez a la clínica. Gracias a Dios nos hicieron esperar un día y mira que bien, a las cuarenta y ocho horas el desgarro se había curado completamente y los controles que se hicieron después de unas semanas confirmaron la curación completa. De todas formas en el informe médico había un recordatorio: Actualizar la vacuna del tétanos, no faltar…

Algunas enfermedades (resfriados, gripe) transcurren algunas veces más deprisa que otras. Pero esto yo lo considero normal.

Emma, nacida el 2007, tuvo ya en las primeras semanas su primer resfriado, con fiebre ligera. Se contagió muchas veces de su hermana, pero después de un tiempo con muchas infecciones hubo finalmente una tregua. No tiene fiebre muy alta. Emma le gusta el movimiento como a su hermana, le gusta mucho pintar y lo hace muy bien y ante otras personas es más bien tranquila, en casa no. Hasta ahora sólo ha tomado glóbulos homeopáticos.

Y no tengo más que decir en lo que hace referencia a las vacunas. Me he desacostumbrado de las discusiones. Hemos buscado el médico adecuado e incluso pago un poco más de buen grado.

Para mí más bien me sobrepasa el miedo a los daños tardíos que pueden provocar las vacunas. En mi círculo de conocidos he tenido una nefasta experiencia, una señora de 70 años recibió la vacuna contra las garrapatas, a los pocos días enfermó del síndrome de Guillain Barré, se recuperó, más o menos necesitó un año, después se quiso vacunar contra la gripe y otra vez, y mucho más grave que la anterior, tuvo el síndrome de Guillain Barré. Ahora ha de internarse en una residencia para que la cuiden".

Reflexione sobre todo

"Nuestros hijos tienen trece, once, siete años y el más jovencito, ahora, cuatro meses. El primero que nació por causas de inexperiencia, buena fe o también sencillamente por comodidad (si se hace así, como casi todos lo hacen, no nos equivocaremos demasiado) está parcialmente vacunado. Recibió, según las recomendaciones de STIKO, tres veces la vacuna quíntuple y dos veces la vacuna contra la hepatitis B. Actualmente aún lo sentimos, pero es como es y no hay posibilidad de retroceso. Intentamos ahora hacer todo lo más correctamente posible, pero… ¿qué está bien?, ¿qué está mal? ¿Quién puede juzgarlo? Al menos ahora en situaciones difíciles realmente reflexionamos tres veces, antes de tomar una decisión.

A primeros de año, en Enero, estábamos otra vez ante una situación delicada. Nuestro hijo mayor a primeras horas de la mañana se quejaba de fuertes dolores de oído. Lo intenté todo para conseguir aliviarle homeopáticamente, pero esta vez no lo conseguí. Rápidamente comprendí que era grave y que podía tratarse de una inflamación del oído medio.

Debían ser cerca de las nueve de la mañana que ya estábamos en el consultorio de la doctora especialista, casi que no me escuchó, al niño casi que no lo tuvo en cuenta, lo que yo le decía lo entendía al revés, no obstante confirmó mis sospechas: Inflamación del oído medio. Lo positivo del caso era que el tímpano ya lo tenía perforado y la secreción podía salir. Entonces, según la conclusión de la doctora, nos dijo que habíamos esperado demasiado y el niño había de ser intervenido quirúrgicamente para abrir el tímpano y eventualmente colocar un tubo para el drenaje. Habíamos de ir al hospital, donde (¡que feliz coincidencia!) justamente este mismo día había fallecido un paciente y… ¡el quirófano sólo debía estar esperándonos a nosotros! Mi hijo, blanco como el yeso, temblando, me pregunto que qué hacíamos ahora ya que él ¡no quería ir al hospital! De acuerdo, de momento volvimos a casa, telefoneamos a nuestra doctora que trabajaba con homeopatía, la cual nos aconsejó de entrada que mantuviéramos la calma ya que el tímpano ya se había perforado anteriormente, nos recomendó un remedio homeopático y remedios caseros que podíamos utilizar y nos dijo de vernos al día siguiente.

¡Esto sonó a música celestial! Nos esforzamos en cuidar a nuestro hijo tan bien como supimos, el oído continuaba supurando, se iba encontrando mejor, ya no tenía dolor. El tratamiento al día siguiente duró más tiempo y fue más minucioso. El resultado fue positivo. Estábamos en el buen camino, aunque aún se necesitaban cuidados, así lo superamos perfectamente. Sólo con remedios homeopáticos y también diversos remedios caseros (saquitos de cebolla, infusiones, reposo, luz roja, compresas, mucha agua…). Bien. Otra vez oye perfectamente.

¿Por qué les cuento todo ésto? Quiero remarcar cuán importante es antes de tomar una decisión, reflexionar, si conviene, tres veces. Los hechos que les he descrito fueron, para nosotros como padres, muy difíciles, nos decidimos contra la operación y también contra la administración de antibióticos. ¿Por qué? No por terquedad, ignorancia o arrogancia, no, porque después de sopesar todos los argumentos sacamos la conclusión de correr el riesgo y tomar nosotros la responsabilidad por nuestro hijo. Porque se notaba que nuestro hijo daba señales que nos mostraban un trozo más del camino.

Frecuentemente no es fácil decidirse a favor o en contra de algo o de alguien, lo importante es, que la decisión sea factible, que se pueda terminar. Lo mejor es tejer una red de profesionales avezados como ayudantes médicos, médicos, naturópatas, amigos,... Recolectar mucho saber, investigar bien, tomar precauciones (tener en casa remedios caseros, por ejemplo infusiones, un botiquín homeopático con los remedios más importantes, pero también buena alimentación, agua pura, aire limpio, luz solar, ¡AMOR!)

Referente a las vacunas: Como ya he dicho mi hijo mayor está vacunado (según los médicos en el control escolar demasiado poco). Y es de todos los hermanos el que está más frecuentemente enfermo, el más débil, el más frágil.

Es un niño muy particular, no se puede ordenar en el cajón de los hiperactivos ni tampoco con los autistas, pero de ambos tiene un algo. A esto hay que añadir que tuvo un síndrome de KIDD (alteración en la articulación del cuello con la base del cráneo más Dysgnosia y Dyspraxia) y probablemente las secuelas resultantes en los reflejos prematuros aún persisten, a pesar del tratamiento y tres ciclos completos de ergoterapia, los problemas motóricos están ahí.

Algunas veces es casi letárgico, otras casi depresivo, siempre es muy sensible al dolor... es difícil de describir, se ha de convivir con él para poderlo hacer exactamente. A pesar de todo es muy social, tiene un gran sentido de la justicia, una fantasía exuberante, se ha convertido en vegetariano por convicción, tiene un don por el arte, un sentido fantástico para la orientación y sea como sea piensa “por encima del mundo”…

No obstante es difícil de detectar la causa entre todas las experiencias por las cuales ha pasado, que pueden ser daños vacunales, que es sencillamente por ser natural, que el motivo o causa son otras adversidades (exámenes por ultraschall durante el embarazo, por ejemplo). De todas maneras nosotros pensamos que ¡las vacunas han intervenido en algunos de los problemas que hoy aún tiene!

El segundo hijo no está vacunado (esta vez, para ingresar en la escuela, curiosamente, hubieron pocas discusiones con el médico escolar). A excepción de una fiebre convulsiva y algunas pocas enfermedades febriles no ha tenido nada más.

Sin embargo, él también nació en casa y en la fase de recién nacido no tuvo problema alguno (el mayor tuvo ictericia y tuvo que estar en la incubadora con terapia de luz azul, una iniciación a la vida muy severa, y además recibió también la profilaxis de Credé).

El tercer hijo, una niña, también nació en casa, nunca ha estado seriamente enferma, pero es también muy sensible y mandona, con cinco años ha decidido hacerse vegetariana. Tiene muchos rasgos del hermano mayor, también tuvo un síndrome de KISS que fue tratado.

Estos niños fueron, naturalmente, amamantados, el primero durante 2 ½ años, el segundo lastimosamente casi un año, porque yo caí gravemente enferma y hube de ingresar en el hospital. La niña se destetó ella misma con 4 ½ años. Nuestro pequeño aún mama y también ha nacido en casa. De la necesidad de vacunar su doctora que es muy crítica con las vacunas ni ha hablado de ello.

Nosotros ya hace mucho tiempo que no nos dejamos vacunar, pero con el correr de los años hemos recibido inyectadas suficientes sustancias, demasiadas. Hemos crecido ambos en la antigua Alemania democrática, allá no había ninguna discusión vacunal, allá se vacunaba a todo el mundo, y en cuanto a la salud de la población se habían armado nefastos trapicheos.

Para terminar añadiré un poco de información sobre nuestro estilo de vida, aunque seguramente que no es importante: Desde hace más de veinte años que soy vegetariana; he reducido al mínimo el protocolo del embarazo, a excepción del primero. Todos los niños los he transportado en un paño, han dormido / duermen en el lecho paternal, la lactancia ha durado hasta que los niños han querido. Durante los embarazos he sido acompañada por una comadrona. Intento vivir tan natural como puedo, cosecho yo misma las plantas medicinales, bebo batidos de hierbas, los comestibles que compramos intentamos que sean de calidad Bio o los cultivamos nosotros mismos en nuestro jardín o huerto, desde el año pasado tenemos una planta de conversión por ósmosis para aprovechar mejor los residuos. Los tres niños mayores han ido siempre al Waldkindergarten (kindergarten = jardín de infancia, caracterizado porque disponen de animales domésticos). También nosotros tenemos animalitos (perros, gatos, patos, conejos,... todos no vacunados) y de vez en cuando nos gusta a todos ir a montar. Intento por medio de la alimentación mantener la buena salud de mi familia, por ejemplo, desde que nació mi primer hijo y empezó a comer, lo que le supuso un fuerte estreñimiento masivo, que hacemos el pan nosotros mismos y molemos el cereal de cultivo biológico. De vez en cuando hay puré de cereales crudos, algunas veces germinados y ahora, a menudo "Green Smoothies" con muchas hierbas silvestres comestibles. Doy mucha importancia a un aceite de calidad y a una ingesta suficiente de agua.

Lo que no hemos conseguido detener hasta ahora en nuestra familia es la tendencia a las caries. Una vez nos administraron antibiótico, medicamentos para bajar la fiebre o el dolor, nunca. Me he formado en Homeopatía y ante problemas de salud ante los cuales no me siento lo suficiente preparada acudimos a un naturópata o a nuestra querida pediatra.

Con todo, yo pienso que no vacunar es una parte esencial para mantener la salud, naturalmente, aunque todos los otros factores se han de tener en cuenta. Si se quiere estar sano, se ha de hacer algo, y esto empieza por ¡informarse y reflexionar! Aquí es siempre una valiosa ayuda tomar ejemplo de la naturaleza, ya que ésta no comete nunca errores. En cuanto a los médicos, mejor pasar por la otra acera, al menos mientras no tengamos graves molestias. Para urgencias, cirugía, odontología y médicos integrativos como nuestra doctora estoy muy agradecida, esto también lo he de reconocer. Pero lastimosamente hoy en día hay la costumbre de disparar a los gorriones a cañonazos. ¡En todas las edades!

Nuestro antiguo médico de pueblo era aún de otra forma de pensar, pero las nuevas generaciones de médicos piensan casi nunca como un conjunto y tampoco casi nunca a favor del bienestar del paciente (solamente se tratan los síntomas, se suprimen), está muy claro, si solucionan la enfermedad y recuperamos nuestra salud… ¡pierden la fuente del pan de cada día! Deseo para todos los lectores mucha luz y amor en su vida y en la de su familia, así como fuerza y el coraje suficiente para reflexionar y ¡alguna vez nadar contracorriente!"

Un sentido común sano

"Tengo una hija, Teresa, que cumplirá cinco años en Setiembre y un hijo que ahora tiene dieciocho meses. Ambos no están vacunados. La decisión de no hacerlo se desarrolló después de un largo proceso, ya que al inicio de nuestra paternidad/maternidad la cuestión de vacunar o no vacunar no era precisamente tema de conversación. Tuvimos la suerte de ir a parar a un consultorio cuyo médico es muy crítico con el tema vacunal y ofrece métodos alternativos como homeopatía, osteopatía, etc.

Cuando en la cuarta o quinta visita de control reglamentaria se hubo de plantear la cuestión vacunal decidimos consultar la opinión a nuestro doctor, qué consideraba correcto hacer y que vacunas nos recomendaba... etc., lo normal, mientras tanto habíamos oído hablar a otros padres que habían vacunado a sus hijos con vacunas séxtuples...

Nuestro médico nos dijo entonces, naturalmente, "les doy algo para leer y luego ustedes mismos deciden como lo quieren hacer..." nos dio la página de Internet de un tal Dr. Steffen Raabe, cuya página ya entonces se veía diferente y se podía bajar un documento en PDF de cien páginas. Lo leí todo, quedé sorprendida y también sensibilizada, durante dos años, repetidamente, leí libros muy críticos con el tema vacunal, páginas de internet, foros sobre daños vacunales, etc. y ¡hoy estoy más que convencida que tomamos la decisión correcta! Básicamente, un sano juicio debe ya ayudar a tomar la decisión correcta cuando se han visto o leído un par de hechos. Pero la confianza del hombre medio de la calle en nuestros médicos y las recomendaciones del STIKO son grandes y a más de uno le desaparecería el suelo bajo sus pies si se cuestionasen tales "medidas standard"... pues pronto no se va a poder creer nada, y ¡efectivamente a eso hemos ya llegado!

Si uno contempla el poderío de la industria farmacéutica, ve inmediatamente lo que hay detrás, cómo funciona un sistema como éste. ¡¡ Lástima, que tantos niños no puedan llegar a disfrutar del placer de llevar una vida sin vacunación!! Cómo influyen realmente sobre el organismo y sobre la mente y qué consecuencias tardías o que enfermedades más adelante son responsabilidad de las vacunas (si se pudiese), esto no lo puede decir nadie, probablemente aún falta mucho para poderlo saber. Estoy convencida que una vacuna es el ataque más grande en el desarrollo de un niño.

Tal vez es sólo casualidad que mi hija tenga un fuerte sistema inmunitario, tal vez influye que fue amamantada durante trece meses, cada día salíamos al aire libre independientemente del tiempo que hacía, generalmente la duchaba una vez a la semana, aún ahora (considero que en los niños una limpieza estéril es más un factor negativo que otra cosa). Estoy segura que este punto ha contribuido favorablemente en su salud. Intento reducir al máximo las chucherías, lo que, naturalmente en los últimos años ha sido más difícil que al principio. Tampoco mi deseo de dar productos integrales y cosas sanas ya no lo puedo imponer como antes. Pero el 95% de lo que cocino es fresco y sano en gran parte y no utilizo ningún alimento fabricado industrialmente.

Es un hecho a nuestro alrededor, en nuestro círculo relativamente grande de conocidos con niños pequeños, o al menos tengo la impresión de que la mayoría de niños están continuamente enfermos y esto se ve como normal. Una infección después de otra, con un intervalo de dos semanas como máximo. En cambio Teresa muy raras veces ha traído alguna enfermedad a casa, a pesar de que va al jardín de infancia desde los dos años, algunas infecciones del estómago e intestinos o enfermedades infantiles (las cuales deseo que tenga) u otras, las ha "ignorado" completamente. Al contrario de muchos niños que conocemos, Teresa aún no ha probado ni un solo antibiótico. De vez en cuando, naturalmente, un resfriado en invierno pero cosas sencillas que puedo tratar al 85% con homeopatía y esto con éxito. Tiene por ejemplo una verruga espinosa en la planta del pie, verrugas de la piscina, una vez ha tenido conjuntivitis, dos veces inflamación ligera del oído medio, una infección gripal, ¡esto es el balance de casi cinco años! Hasta ahora no ha tenido ninguna alergia y tampoco cualquier otra cosa.

Extremadamente temprano tenía ya un vocabulario muy rico y psíquicamente estaba muy adelantada. Mi hijo, en cambio, no habla tanto, lo que hace rebatir mi teoría, por así decirlo. Él también fue amamantado durante trece meses (casualidad) y motóricamente es bastante rápido (típico en un niño, tal vez, la cosa con el lenguaje), tampoco ha tenido enfermedad importante alguna. Tampoco sé si las que se pueden tener en un año y medio pueden ser representativas. Durante el primer año tuvo bastantes resfriados. Como le va a ir de ahora en adelante, aunque soy optimista, sé perfectamente a cada segundo que tengo dos hijos sanos y doy gracias por ello. Y sobre todo doy gracias por tener un médico que ha puesto en movimiento esta piedra, esta locura vacunal, este tema tan complejo y que con su buen hacer, su modo de actuar y su confianza me/nos ha venido apoyando todo el tiempo".

Nunca enferma

"Isabelle, nacida a finales de setiembre del 2008 se desarrollaba normalmente en los primeros meses. No era fácil de cuidar y tranquila pero tampoco extremadamente activa. Mi mujer ha amamantado a Isabelle. Al destetarla la niña desarrolló putridez bucal (con doce meses aproximadamente), ya que mi mujer sufre de herpes. Fue bastante fuerte, pero mi mujer consiguió volver a amamantarla por lo que Isabelle pudo comer un poco y al mismo tiempo mamar. Al poco tiempo se pudo tratar el problema de mi hija con una solución de plata de los EE.UU. lo que apoyó el proceso recuperatorio. A pesar de ello duró diez días. Después Isabelle en lo que a la ingesta de alimentos se refiere, se volvió más selectiva.

Después de la putridez bucal tuvo, hasta hoy, dos veces dolor de garganta y dos veces dolor de oído que duraron sólo una noche y una vez tos, que duró dos días. Se puede decir que siempre está sana.

Por su crecimiento se puede decir que es más bien pequeña y también delgada, no toma leche de vaca, de vez en cuando toma quark o yogurt, preferentemente de oveja y de cabra, le gusta la carne y el pescado (todo de crianza ecológica o de animales en libertad). Por lo demás, de vez en cuando come algas (Afa, chlorella, Espirulina), dos cápsulas por la mañana que mastica fácilmente.

Nos llama la atención su enorme buena capacidad de coordinación y su enorme vitalidad. Ayer mismo, con tres años y nueve meses, pudo atar con un lazo su zapato y por ello estaba tremendamente satisfecha. Jugamos juntos Memory y se acuerda perfectamente del lugar que corresponde a cada carta, tiene una enorme fantasía y por ello cuando juega está en otro nivel, ama sus muñecas y las cuida y socialmente es muy competente. Es una experta en el trato, cuando desea conseguir algo cambia de nivel en su argumentación como un adulto y busca el eslabón que necesita para llegar al éxito.

Cuando Isabelle con tres años entró en el jardín de infancia, era completamente diferente a los demás niños. No estaba nunca enferma, a pesar de estar jugando con niños que estaban resfriados. Corporalmente coordina perfectamente sus movimientos, no corre para aquí y para allá sin un objetivo determinado. Cuando está furiosa se puede lanzar al suelo, pataleando y gritando. No obstante le pasa rápidamente buscando soluciones constructivas.

Isabelle hasta ahora ha permanecido libre de radiaciones técnicas. Mi mujer y yo notamos los campos electromagnéticos del teléfono móvil y del W-Lan y sólo en el coche utilizamos el móvil con antena exterior, Shelly, bolsa protectora o estuche. En casa no tenemos W-Lan y tampoco en la empresa, en la empresa no se permiten aparatos de telefonía móvil. Ni la empresa ni la vivienda están bajo la influencia de las ondas exteriores del W-Lan. Recientemente hemos podido aislar nuestro jardín de las ondas W-Lan con una valla especial que actúa de barrera protectora. Consideramos las ondas W-Lan mucho más problemáticas que el teléfono móvil, también para los niños, a causa de su frecuencia pulsar de 10 Hz (están en la zona alfa de las ondas cerebrales).

Isabelle es una voladora avezada. Desde la edad de tres años hasta hoy ha volado más de 42 veces, frecuentemente distancias cortas en las Azores, de isla a isla, pero también distancias largas como en las Seychelles o hacia Nueva Zelanda (tenemos una filial en Nueva Zelanda) con escala de varios días en Tailandia. Eran vuelos nocturnos en clase Business, pero lo soportó bien, también la diferencia horaria de doce horas en Nueva Zelanda, mejor que nosotros. Le gusta volar… (lástima que la exposición a las radiaciones W-Lan en los aeropuertos, clubs y otros establecimientos sean bastante elevadas, como actualmente en las ciudades. Pasamos la noche sólo en hoteles sin W-Lan).

A Isabelle le gustan los cambios y los desafíos, pero también necesita su tiempo de reposo, por ejemplo cuando regresa del jardín de infancia frecuentemente necesita dormir su siesta. Ella puede ser muy contemplativa.

Nosotros estamos muy felices con ella, particularmente por su marcado desarrollo personal y en cómo se está desarrollando en la vida, cuan despierta y madura es.

Los hijos de mi mujer, actualmente diecisiete y veinticuatro años, lo tuvieron y tienen aún mucho más difícil. Cuanto más vacunados estaban, más difícil lo tenían en la niñez (pulmonía, asma, alergias (el mayor)) y cuanto menos vacunados, más fácil (el joven con diecisiete años).

Para mí está muy claro, la vacunación no sólo influye negativamente en el sistema inmunitario sino también favorece la tendencia a las alergias y el desarrollo psíquico o mental de los niños.

Cuando Isabelle nació nos decidimos por no vacunar, en absoluto, para no recargar el pequeño organismo y no irritar al sistema inmunitario, y no lo hemos lamentado bajo ningún concepto. Para nosotros Isabelle es como un rayo de sol y es muy sencillo disfrutar de la presencia de un niño completamente sano. No nos hubiésemos podido imaginar, en parte por nuestras profesiones, ya que los dos trabajamos, tener un niño con rasgos autistas.

Algunas informaciones que he conseguido y quisiera transmitirles acerca de los efectos secundarios y consecuencias de las vacunas según investigaciones que se han ido efectuando: Siempre he tenido la presunción que las vacunas no sólo influyen en el desarrollo corporal del niño sino también sobre el desarrollo psíquico. Esto fue probado por las investigaciones de Mark Noble cuyos resultados se publicaron en Bild der Wissenschaft.

También en Japón una investigación que se hizo con ratones demostró que las vacunas incluso sin metales pesados ("vacunas verdes") pueden deformar la personalidad de los mismos, esto es la explicación del porqué a los niños vacunados les va peor que a los otros. Quiero comentar también sobre un estudio que se hizo con bebés de macaco, fueron vacunados como niños y muchos desarrollaron síntomas autísticos.

Cuando uno lo sabe, ¿cómo se puede tomar en consideración o dudar de vacunar a un niño o no? Deseamos a todos los niños que tengan unos padres a los cuales les hayan llegado estos conocimientos y puedan llevarlos a la práctica, como nosotros con Isabelle, corporalmente sana y sin síntomas autísticos, es decir brillante como un sol".

A pesar del contacto nunca enfermo

"Nosotros tuvimos hace unos meses una enfermedad viral muy contagiosa. Ya que esta enfermedad había la obligación legal de declararla, tuvimos que contactar enseguida con las autoridades sanitarias correspondientes. Se constató que dos de nuestros cuatro hijos (el pequeño y el de seis años) nos habían contagiado la enfermedad, la cual si no hubiese habido análisis de sangre no hubiésemos notado, ya que nuestros hijos aparentaban estar completamente sanos.

También a nuestros dos hijos sanos, las autoridades sanitarias les prohibieron asistir al parvulario y a la escuela por el gran peligro de contagio que representaba su asistencia. La autoridad médica nos aconsejó vacunar a los niños, ya que el peligro de contagio precisamente en el estrecho contacto de una unidad familiar es muy elevado. Nuestra decisión contra la vacunación, por suerte nos fue respetada. Ya que un contagio conlleva una inmunidad de por vida (lo que no consigue una vacuna) y una enfermedad de éstas en edad adulta puede tener un proceso muy grave según los libros universitarios. Durante meses fuimos controlados repetidamente para poder comprobar la existencia del virus y ya que mi hijo más sano repetidamente estaba bebiendo del mismo vaso que su hermano enfermo, lo que según los libros de texto, propiamente ha de conducir a contagiarse de la enfermedad; hasta hoy en ninguno de los dos se ha podido detectar el virus.

O sea, que estos dos niños a pesar del estrecho contacto con cuatro personas enfermas permanecieron completamente sanos. El médico estaba verdaderamente sorprendido, pues con esto no había contado. Si hubiésemos seguido las instrucciones de las autoridades sanitarias y vacunado a los dos niños, no hubiésemos tenido la oportunidad de vivir esta experiencia, que incluso viviendo en estrecho contacto con enfermos de una enfermedad altamente contagiosa, se puede continuar estando sano.

En mí se detectó la infección a principios de Enero, fui la única que realmente tuvo náuseas fuertes, debilidad general y también ictericia y por ello tuve que ir a la clínica. Mi marido y los dos niños no tuvieron estos síntomas.

Presumimos que posiblemente mi marido tal vez comió algo contaminado, él fue el primero en recuperarse de la "enfermedad", en el control el resultado resultó otra vez negativo. Puede ser también que inicialmente fuese nuestra hija con casi un año la que se hubiese infectado pues en el momento de la extracción sanguínea fue la única que mostraba anticuerpos IgG.

No hemos hecho vacunar a nuestros hijos, a nuestro alrededor la gente reacciona muy ambivalente. Cuando nació nuestro primer hijo nos habíamos informado ampliamente sobre las vacunas y habíamos decidido que sólo pondríamos unas pocas de las recomendadas y como más pronto a partir de los cuatro años. Ya que teníamos un hijo minusválido severo y por ello estábamos en contacto con otros padres en la misma situación nos enteramos que algunos de los niños mostraron su minusvalía después de una vacunación. Esto nos movió a que buscásemos información y nos preocupáramos del tema y llegamos a la conclusión que no vacunaríamos a nuestros hijos. Estamos convencidos que la vacuna es imposible que pueda proteger de esta enfermedad.

No es que estemos contra la vacunación, si nosotros encontramos un médico que se haga responsable personalmente de los posibles efectos secundarios, dejaremos que nos vacunen a todos, pero hasta ahora hemos estado buscando y no hemos encontrado a nadie. Si alguien quiere acusarme de irresponsable, argumento que, tanto vacunar como no vacunar comporta riesgos. Si nos vacunamos hay un elevado riesgo de efectos secundarios. Si no nos vacunamos, podríamos (¡!!) estar enfermos. Las consecuencias de ambas decisiones (daños vacunales o posible enfermedad) hemos de llevarlas única y exclusivamente nosotros durante toda la vida (el médico que vacuna no nos va a ayudar después) y ya que ya tenemos un hijo con una minusvalía congénita, no nos va a acusar nadie de que nos arriesgamos conscientemente que otro hijo tenga una severa minusvalía (posiblemente un daño vacunal). Sé que esto no es del todo correcto, pero así nos dejan en paz la mayoría de las veces.

Una vez fui a parar a un consultorio médico, el médico reaccionó agresivamente; sencillamente le volví la espalda, no dije nada más y me dediqué a otra cosa más importante, mi hijo; hubo un momento que el mismo médico se dio cuenta que había reaccionado agresivamente e incluso se disculpó, yo le dije muy tranquila que yo comprendía su punto de vista (ya que no le habían enseñado otra cosa) y también yo tenía mi punto de vista y también mis razones para tenerlo ya que con mis propios ojos había visto niños (¿posiblemente por casualidad?), que después de una vacuna habían tenido fuertes reacciones (siempre se tiene la posibilidad, si uno tiene hijos, de visitar instituciones para niños deficientes). Este médico no me vio el pelo nunca más. Además, encontré sus palabras increíbles, que en treinta años de profesión no hubiese visto ningún daño vacunal… vale, lo que uno no quiere ver… No tengo el tiempo ni tampoco los nervios para perderlos con este tipo de personas y creo, por otra parte que no podría convencerlas. Digo, entonces, que pueden conservar su punto de vista (seguramente que estas personas se habrán dedicado intensamente con este tema) que yo conservaré el mío, entonces todos estamos felices con ello y ya que el partidario de las vacunas estará vacunado (ya que es de la opinión de que la vacuna le protege) no necesita preocuparse que precisamente en caso de enfermedad se la podamos contagiar, ¿o no?

Ahora, después de esto con esta enfermedad tengo otro argumento…".

¡Vale la pena!

"Nuestra hija tiene ahora tres años, no está vacunada y está muy fuerte. Es consciente de su valía y lista. Mi marido y yo nos decidimos por no vacunar a nuestra hija, porque no podemos comprender que a un bebé de ocho semanas se le inoculen seis gérmenes distintos a la vez.

Buscamos información a favor y en contra de las vacunas y nos sentimos muy apoyados en nuestra forma de pensar y actuar. No fue fácil para nosotros dar explicaciones a nuestra consciente decisión. Incluso en el estrecho círculo familiar y también de nuestros amigos chocamos con una gran incomprensión. Repetidamente hubimos de oír lo irresponsables que éramos al exponer a nuestra hija tal vez a la muerte por una enfermedad grave. No se dio una discusión con base científica, porque nosotros pensamos que no hay una posición neutral en el tema vacunal, se argumenta con "frases mortales" tanto en pro de las vacunas como en contra, parece ser que hay muy pocos compromisos o tal vez ninguno. Hemos experimentado que informaciones especializadas de profesionales médicos son para salir corriendo, no vacunar significa poco más de abandono infantil. Como profanos en la materia es para nosotros extremadamente difícil poder acceder a informaciones valiosas, que podamos utilizar de acuerdo a nuestra opinión.

Sin embargo no estamos solos: a nuestro lado (esto quiere decir contra la vacunación) están nuestra pediatra y una naturópata. Es muy difícil, no dar el brazo a torcer y no permitir que nos hagan sentir inseguros, esto quiere decir también que se han de escuchar ambas versiones antes de tomar una decisión. No obstante, ¡vale la pena! Un niño no vacunado puede crecer muy sano y su sistema inmunitario desarrollarse perfectamente.

Nuestra hija no tiene ninguna clase de Alergia o intolerancia a ninguna clase de alimento. Seguramente que no hay un justificante científico que las vacunas causen alergias y similares, tal vez pero, el no vacunar tampoco es condición. Nuestra hija tuvo la tos ferina a los dos años y se recuperó perfectamente con homeopatía. Nos contagió a mi marido y a mí que sí que estamos vacunados (la última vacuna hace ocho años). La idea original de la vacunación, conseguir la inmunidad ante determinados gérmenes, puede ser que no sea equivocada, precisamente en una persona con un sistema inmunitario débil. Lo problemático, según nuestros actuales conocimientos, no son los gérmenes pasivos que contiene el serum vacunal sino otros componentes químicos como pueden ser, entre otros, los antibióticos. Estos aditivos pueden ser muy perjudiciales para el organismo, pero el fabricante no tiene la obligación de declararlos.

Y para concluir quiero dar un pequeño consejo a los padres, que estén frente a la decisión de vacunar o no: en caso de que quieran vacunar, entonces háganlo después de la lactancia y siempre y cuando el niño hable y pueda expresarse con claridad (por ejemplo si después de vacunar tiene dolores que pueda decir perfectamente cómo y dónde). Y en cualquier caso nos parece más razonable investigar en experiencias personales que en informaciones científicas. Se ha de tener en cuenta el enorme beneficio económico que se hace con las vacunas, demasiado".

Crítica a la rutina medicamentosa

"Mi marido y yo nacimos en los años setenta, y "recorrimos" todo el programa vacunal normal. De pequeña tuve rubeola y por ello no fui vacunada, aunque en la escuela hubiera siempre discusiones. Ambos trabajábamos en un hospital como personal sanitario, nos dieron información sobre las ventajas vacunales, en absoluto se habló de una posible crítica o alternativa.

Pronto tuve una posición muy crítica con la forma de proceder en el día a día del hospital en temas determinados. Yo (enfermera pediátrica en la estación de cuidados intensivos neonatales) intentaba apoyar a los padres en su particular situación y en su decisión, desviándome de la rutina. Había muy pocas compañeras que pensasen igual y trabajasen como yo. Frecuentemente hacía cursillos de perfeccionamiento sobre lactancia, homeopatía, métodos alternativos de medicina,...

En mi primer embarazo nos dedicamos intensivamente

a la rutina medicamentosa y nos pusimos a la defensiva. También con la rutina medicamentosa de los bebés inmediatamente después del nacimiento y naturalmente con el tema vacunal. El intercambio con simpatizantes sobre el tema nos ayudó mucho. Seguimos nuestro camino que con el tiempo se ha fortalecido cada vez más. Gracias a nuestros hijos adoptamos la homeopatía, de tal forma que actualmente mi marido trabaja como homeópata clásico.

Vivimos un camino que comprende la lactancia natural, la alimentación sana, el contacto corporal y sobre todo atender las necesidades naturales de nuestros tres hijos. Nuestros tres hijos (doce, nueve y cuatro años) están sin vacunar, nunca han necesitado un supositorio para la fiebre y mucho menos antibiótico. Si alguna vez están enfermos, les dejamos que tengan fiebre, los cuidamos y se recuperan rápidamente por sí mismos. Los tres han tenido varicela casi al mismo tiempo, uno detrás de otro, otras enfermedades infantiles no las han tenido. Los días que por causa de enfermedad no han ido al parvulario o a la escuela son muy pocos, a pesar de que ante un fuerte resfriado se quedan en casa y los cuidamos, lo mismo que con una infección de estómago e intestinos, para que se recuperen perfectamente y fortalecidos puedan otra vez ir a su "trabajo". En comparación con los hijos de nuestros amigos o conocidos, los nuestros son mucho menos susceptibles de estar enfermos.

No ha habido nunca problemas en el parvulario o en la escuela, tampoco en las visitas reglamentarias de control, se ha de hacer observar que nos mantenemos en nuestra opinión y no queremos discutir porque estamos muy seguros de ello. Así no se han de escuchar todas las profecías negativas del mundo. Discutir sólo lo hacemos con personas que exacta- y críticamente se han informado sobre el tema vacunal y cada uno de nosotros tenemos muy claro que en la vacunación hay mucho que no precisamente contribuye a lo mejor para la salud.

Estamos convencidos de dejar a nuestros niños una completa libertad de vacunación y observamos continuamente de qué forma tan saludable se están desarrollando, tanto física como mentalmente, gustosamente transmitimos nuestras experiencias y esperamos, con ello, dar valor a otros padres para que sigan también su camino. Para ello, según mi opinión, se han de llevar las alternativas al gran público y individualmente aconsejar a cada uno. Aquí también se ha de incluir una mirada a las circunstancias y el asesoramiento de cuándo y que vacuna sería recomendable. ¡O sea no dogmáticamente sí o no!

Ofrezco diferentes cursillos a padres, entre otros dirijo un grupo de lactancia natural. La inseguridad que sienten los padres es enorme. Entre el gran público hay sólo una opinión y muchos que se preocupan sobre el tema la mayoría de las veces se encuentran sin ayuda alguna. Algunos quisieran sólo vacunar parcialmente, pero no encuentran el médico que se ofrezca a hacerlo así y les aconseje, ya que para los pequeños sólo hay serums vacunales quíntuples o séxtuples. Igualmente no hay para la mayoría de padres un asesoramiento alternativo: Si se ha de vacunar, entonces tal vez después del primer cumpleaños, o después de que el lenguaje se haya desarrollado, o sólo en los meses de verano o sólo determinadas vacunas... Además, como me comporto si mi hijo no está vacunado: Alimentación, trato con la fiebre e infecciones, tratamiento homeopático,...

También en la conducta de los mayores con las vacunas se encuentra muy poca información para el público. Aquí también serían muy interesantes reportajes de experiencias. Nosotros no nos hemos dejado poner ninguna vacuna de repetición desde hace más de doce años y nos encontramos perfectamente bien.

¡Qué montón de personas permiten cada año inocularse la vacuna de la gripe y cuantos problemas tienen con ello...! Podría escribir un libro muy extenso con ello y no obstante cada año pasa lo mismo. Igualmente podrían aparecer trastornos por no vacunar, los cuales no hubieran aparecido con una vacuna libre de efectos secundarios. Todo esto es posible, no obstante, no se pone a la vista como sería de desear por causa de la forma defectuosa de trabajar que tiene el Robert-Koch-Institut. El objetivo de cada uno es, después de sopesar todas las eventualidades y la inclusión de datos sensibles, los cuales se han de repetir a instancias del control y vigilancia del RKI y no por la laxa manipulación de muchos médicos al transmitir los datos sobre daños vacunales. El banco de datos del RKI, ante el cual una oportuna, crítica discusión en enfermedades así como en vacunas sería necesario y posible, lastimosamente sólo se reconoce como vestigios. Mucho más parece aquí una serie salvaje de datos que se han echado en una olla sin filtrar, ni control alguno, que de repente se han de considerar como representativos".

Gran ataque al cuerpo y al alma

"Soy profesora, consejera de salud, docente para la práctica orientada de la Nueva Homeopatía, madre y esposa.

Mi hijo mayor tiene ocho años. Hasta su nacimiento yo no sabía nada sobre medicina alternativa (no mucho más que de la medicina convencional). Cuando mi hijo tenía tres semanas, cayó a mis manos una Depesche el cual entre otras cosas se ocupaba sobre los eccemas en los perros. Esto me interesó ya que mi perro también tenía este problema. Una vez había empezado la lectura, no sólo leí este artículo sino toda la revista. Se trataba del tema vacunal. Como tocada por un rayo, se me abrieron los ojos. Tanto en animales como en personas había los mismos síntomas. Todo lo que leí, lo comprendí rápidamente y pude sacar conclusiones. Mi marido y yo misma estuvimos enseguida de acuerdo: ¡A mi hijo no lo íbamos a vacunar! Hasta ahora no hemos tenido ningún problema por ello, ni en el médico, ni en el parvulario, ni en la escuela. Naturalmente en las visitas de control reglamentarias me preguntan si mi hijo está sano. Si respondo con un SÍ, las enfermeras dicen: "Entonces, ya podemos vacunar", "Mejor no, prefiero que así se quede". Por descontado nos preguntan a nosotros como responsables de su educación y crianza sino preferimos reflexionar, y ahorrar el tener que estar pendiente todo el tiempo de llevar un riesgo tan grande con los niños. Entonces yo respondo: "Lo que no aguantaríamos es sobrellevar el riesgo que comporta una vacuna".

He leído muy a menudo que muchos padres que no han vacunado han tenido problemas. Por lo que quisiera hablar claro, es también cuestión del aplomo de cada uno tener problemas o no tenerlos. Si el médico dice, ahora vamos a vacunar (sin ni siquiera preguntarlo) y yo digo "NO", tengo las cartas a mi favor para que me deje en paz. Pero si digo: "Yo… en realidad…" caigo rápidamente en manos del gran poder médico que empieza inmediatamente a dar miedo con sus explicaciones y justificaciones que no son otra cosa que banalidades.

Mientras tanto he tenido tres hijos. Todos sin vacunar. ¿Cómo les va? Mi hijo mayor, ocho años de edad: Tuvo desde el nacimiento un eccema. Hoy se perfectamente que se debía a mi limpieza. Además entonces yo aún comía carne. No intenté hacer tratar el eccema. A los cuatro años había desaparecido por completo. Con medio año estuvo todo el día con exantema súbito. Con tres años tuvo varicela, transcurrió sin problemas, sólo se le veían los puntos. No se la hicimos tratar. Muy raramente tiene una especie de gripe. Entonces está muy caliente y muy cansado. Se acuesta en la cama, duerme y a la mañana siguiente ya se ha recuperado. Estas recuperaciones transcurren tan rápido que yo aún no me he acostumbrado y siempre pienso que aún está enfermo. Pero no, al día siguiente ya está bien otra vez.

Mi mediano, ahora cuatro años: Raras veces está

resfriado, pero también se van muy rápido. Tiene los llamados pólipos (adenoides), por lo que tiene dificultad con el sentido del oído. El médico nos aconseja operar. Actualmente está en tratamiento homeopático.

Mi pequeño, ahora un año y medio: Hasta ahora nunca ha estado enfermo. Pronto no necesitará pañales. Camina descalzo y duerme sin manta. Es un bebé muy robusto. Lo he amamantado durante un año. Desde el medio año come también verduras crudas y frutas crudas. Ahora también come panecillos, pan, embutidos vegetales, pasta integral, etc.

Contemplándolo en conjunto uno se da cuenta que No vacunar no es lo mismo que una pura salud. Si la madre no se alimenta bien, tiene un estilo de vida inadecuado, además tiene estrés psíquico, etc. los niños pueden tener cualquier enfermedad infantil. De todas formas yo tengo la opinión de que vacunar es lo mismo que enfermedad. Aquí se ha de estar un poco abierto al tema, tener la cabeza bien amueblada e ir por el mundo con los ojos bien abiertos. Estuve por ejemplo en un grupo de bebés. Los únicos temas de conversación eran las enfermedades, las visitas al médico, los ingresos en hospitales, lo grave que es todo, que no se puede hacer nada,... Naturalmente, todos estaban vacunados. No hubo ni una sola vez un tema del cual poder hablar. Por lo que me quedé en casa. Mientras tanto la medicina convencional está yendo tan lejos que a los niños vacunados, cuando se ponen enfermos, los vuelven a vacunar, porque parece que la vacuna no ha dado buen resultado. ¡Pobres niños!

Mientras tanto veo a niños, vacunados o no. No tienen los ojos brillantes, no reaccionan rápidamente, la motórica fina se desarrolla muy despacio o aparecen determinadas enfermedades. Por esto cada vacuna es un gran ataque al cuerpo y al alma como se puede leer en el libro del mismo nombre.

Hasta aquí mi experiencia con mis propios hijos. Pero

soy también profesora. Hace algunos años que los maestros podíamos transmitir el saber relativamente normal. Cuando uno se acuerda de su propio tiempo escolar, había en cada clase dos o tres niños problemáticos, de determinado comportamiento, dificultad para aprender o cualquiera otra cosa que los hacía diferentes. Hoy la situación ha dado un vuelco tan grande que por clase son también tres los niños pero son los que se comportan bien. Estos son los niños que pueden distinguir perfectamente que son las clases o la enseñanza y que es la pausa o el recreo y éstos son siempre los no vacunados. Por descontado que hay también niños vacunados que se comportan indebidamente, pero son la excepción. También hay niños vacunados en los cuales la vida familiar y la alimentación son muy adecuadas y son muy buenos niños. Intervienen muchos factores en la crianza de los niños, frecuentemente se juntan todos a la vez: familia rota, alimentación inadecuada, exceso de medicamentos, vacunaciones. Estos niños no se pueden concentrar, ni siquiera cinco minutos. Por lo que actualmente los maestros se pasan más tiempo educando (lo que es obligación familiar) que transmitiendo saber.

El que quiera tener un niño sano, ha de empezar antes de la concepción con la parte corporal, la limpieza psíquica y física de los padres, si llega un embarazo se han de rehusar numerosos controles ya que pueden ser contraproducentes para el feto, una preparación al parto adecuada, una agradable atmosfera en el momento del parto o nacimiento sin medicamentos, sin vacunas, antibióticos, Ritalin, etc. Junto a una alimentación nutritiva, fresca y a poder ser libre de proteína animal, preferentemente vegana y un hogar seguro".

Será más grave aún

"Antes de que naciese nuestra hija, el hijo de mi amiga que entonces tenía seis meses tuvo Neurodermitis. Yo estaba delante cuando el bebé a pesar de los guantes se rascaba hasta hacerse sangre. Mi amiga sin saber casi que hacer fue desde los médicos convencionales hasta homeópatas, tuvo acceso a lecturas que le permitieron tomar conciencia del daño vacunal y conocer su tratamiento medicamentoso poco tiempo después del nacimiento. La Neurodermitis se transformó más tarde en asma.

Después yo quedé embarazada. Mi amiga me advirtió sobre las vacunas. Mi comadrona me dio un cuaderno de color verde "Die Impfentscheidung" (La decisión vacunal) del Dr. Friedrich Graf, de Plön. Después de esta lectura estuve completamente segura que no dejaría vacunar a mi bebé. Para mí estaba todo tan claro... Quien después de esta lectura permite que vacunen a su hijo está fuera de lugar.

Bien, el niño nació y después se iba acercando la primera visita de control al pediatra. Visita normal (¿?) con análisis de sangre del talón. Mi hijo gritó de dolor y yo quise consolarlo. El pediatra dijo lapidariamente "será más grave" y que yo ya lo consolaría después de la vacunación. A lo cual yo respondí que no quería vacunación alguna para mi hijo, entonces el empezó a vociferar "quién le ha contado eso" y "usted llevará la responsabilidad, usted debe firmarme..." (lo que hice), entonces se calló.

Nos quedamos en este pediatra, ya que los otros médicos tenían tiempos de espera de hasta dos horas, por lo general. Pero realmente, no lo necesitábamos. Aparte de otitis repetidas entre los tres y cinco años, no tuvo nada más que la varicela y los resfriados acostumbrados en invierno, ninguna otra enfermedad. Mientras tanto fuimos también a la consulta de otra médico-homeópata la cual apoyó el tratamiento de la otitis con curas de Symbioflor. Ante mi inseguridad por la vacuna del tétanos (también los enemigos de las vacunas se sienten inseguros, de vez en cuando, y yo entonces no tenía Internet) le dio a Franka una nosode. Ante la amenaza de una operación para colocar un tubo cambiamos de especialista. No necesitamos operación y trataron a Franka con una solución de plantas medicinales. Finalmente he apoyado a Franca con sales de Schüssler. ¡Fue un éxito!

Resumen después de doce meses: Franka es una niña que rebosa salud. A excepción de los resfriados invernales de rutina no está nunca enferma. Nunca ha tomado antibiótico, a diferencia de otros niños que están a su alrededor. Me siento reforzada en mi decisión y volvería a decidirme, igualmente.

No obstante haría una limitación. La decisión tomada hace años, concretamente doce, sigue firme y hasta ahora no nos hemos planteado una nueva decisión porque ahora y aquí es la correcta. Si las circunstancias cambiasen, que estuviésemos constantemente de viaje muy lejos, lo que no es el caso, ya que siempre nos hemos movido en Europa, seguramente me informaría nuevamente".

Nuestra comadrona

"Nuestra hija nació en Abril del 98. El embarazo transcurrió normalmente, aparte de que éramos padres jóvenes e inexpertos.

Nuestra suerte fue que nuestra comadrona esto no lo era: aunque aún joven, era muy competente, motivada, reflexiva, abierta y encontrabas en ella la ayuda necesaria.

Muy pronto tuvimos muy claro de que el bebé nacería en casa en una atmósfera muy tranquila y precisamente la comadrona bromista y competente nos acompañaría en todo ello.

El tema vacunal nos sobrevoló naturalmente junto con cuadernos de colores en la sala de espera del ginecólogo y nos sentimos completamente desamparados, sin ninguna idea. ¿Contra todo ésto se había que vacunar?

El tema vacunal también hizo acto de presencia en los cursos de preparación al parto con nuestra querida comadrona y otras parejas. Aquí nos comprometimos a buscar informaciones sobre el tema para saber qué pasaría después del nacimiento.

Nuestra comadrona mencionó sólo el tema y propuso a cada uno que buscase por sí mismo información, tanto pro como en contra.

Ya que yo verdaderamente me gusta leer, también me gusta leer literatura especializada, me pareció como un requerimiento más directo acudir a una librería que tuviesen un surtido abundante.

Después de leer "Kindersprechstunde" (Consultorio médico infantil) y "Kinder mit Homöopathie behandeln" (Traten a los niños con homeopatía) tuve enseguida muy claro, que nosotros no haríamos vacunar a nuestra hija. No es que nos alegrásemos ante cada una de las enfermedades infantiles, pero ¿provocar artificialmente daños al niño? ¡No!

Nuestro bebé vino al mundo, muy relajado y, efectivamente, en casa. Este pequeño ser nos encantó a ambos desde un principio. Calladamente y muy rápido mi marido y yo perdimos nuestro corazón en nuestra hija y nos juramos que nunca le causaríamos daño alguno.

Si lo observamos, esto es naturalmente algo más bien dudoso, porque no hay nadie libre de influencias negativas. Pero haríamos lo que estuviera en nuestras manos.

O sea, el tema vacunal, con el nacimiento de nuestra hija, estaba fuera de discusión.

También nuestro médico de cabecera, una persona muy agradable, efectuó todas las visitas reglamentarias de control, pero nunca nos llegó a preguntar nada sobre el tema vacunal. Ya que yo soy muy curiosa, le hablé al respecto, para saber su opinión. El reaccionó queriendo evitar la respuesta y me dijo que era partidario si se quería vacunar, hacerlo al final del tercer año.

Nuestra hija tuvo fiebre con catorce meses. No era la primera vez pero se la veía muy abatida. ¿Dientes? ¿Resfriado? Como previsión la acostamos en nuestra cama y la arropamos (dicen que sudar es bueno ..).

La temperatura corporal aumentó hasta que nuestra hija convulsionó. Sus ojos giraron, no hablaba, era de noche... nuestro médico de cabecera estaba de turno, al menos una cara conocida en medio del pánico. Con la ambulancia nos condujeron rápidamente a la clínica infantil del hospital.

Resumiendo: Estuve mirando al lado de nuestra hija como le suministraban con el gotero antibiótico y un remedio para bajar la fiebre (nunca hasta ahora se lo había dado) y oía preguntas tan curiosas como: "¿Cuánto le hemos de dar?" "Habrás de buscar la equivalencia" y dirigiéndose a mí me informan: "La cantidad es la indicada para adultos, los niños según las edades han de tomar menos, veamos lo que es indicado para ella" Verdaderamente uno se siente arropado...

Mi marido, entonces "sólo padre de la niña" fue ferozmente interrogado: "¿Sabe usted que su hija no está vacunada? ¡Le recomiendo que lo haga lo más pronto posible!"

El próximo día lo pasé con la niña en observación en el hospital. La fiebre fue descendiendo, se le continuó dando medicamentos, pero nadie habló de un diagnóstico. ¡Ya que nuestra hija no estaba vacunada lo podría tener todo! ¿Seríamos nosotros conscientes de ello?

Como remate final el hospital había de hacer un EEG a nuestra hija, ya que habían aparecido convulsiones y nadie podía decir determinadamente de que se trataba. Como ya he dicho presuntamente tanto mi marido como yo habíamos tratado a nuestra hija mal, pero que muy mal. Nuestros métodos de tratamiento eran los culpables de las "convulsiones naturales". Al menos esto es lo que nos hicieron hacer creer…

No conseguimos librar a nuestra hija del EEG y hubimos de dejar a nuestra hija, sola, llorosa, con miedo, en manos de una mujer completamente extraña para ella. Llorando y con miedo nos sentamos ambos ante la puerta.

Naturalmente el EEG no mostró ningún problema y fuimos dados de alta con nuestra hija bajo una cantidad más que suficiente de advertencias e intentos aleccionadores.

Al regresar a casa mi hija estuvo cuidada por nuestra naturópata y todos los medicamentos que le habían administrado en el hospital, adecuadamente expulsados. Durante este tiempo estuvo sudando mucho y su sudor olía desagradablemente. Todo lo que no había de quedarse en el cuerpo se iba eliminando a través de la piel. ¡Qué mecanismo más perfecto es el organismo humano!

Nuestro médico de cabecera nos aclaró otra vez cómo habíamos de actuar ante la fiebre. ¡Qué inexpertos éramos! Nos recomendó reservar el remedio contra las convulsiones, cuando sea va a caducar y ya lo eliminaremos.

Después nació nuestro hijo. Naturalmente en casa y acompañados de nuestra querida comadrona y ¡tampoco este rayo de sol fue vacunado!

La entrada en el jardín de infancia fue agotadora y más tarde en la escuela. Al principio habíamos hecho reservar en el jardín de infancia para nuestra hija un pequeño botiquín homeopático en forma de conejo para casos de accidente, también más tarde para nuestro hijo; con apoyo de remedios homeopáticos en el caso de que sufrieran una herida. También habíamos advertido que en caso de accidente no intentasen vacunar.

Sólo hubo incomprensión… y una vez incluso tuvimos una conversación con la directora del jardín de infancia que muy seriamente nos quería aclarar sobre las posibles consecuencias de no vacunar. Por suerte ya habíamos tenido conversaciones semejantes anteriormente.

En el jardín de infancia y repetidamente se colgaban carteles con alegres colores con las recomendaciones vacunales más actuales. Una vez les pregunté si yo también podía colgar un cartel con efectos indeseados de las vacunas. No les divirtió pero el cartel con las recomendaciones fue retirado.

Bien, con el tiempo nuestra hija no vacunada ha llegado a los catorce años. A excepción de la varicela con cuatro años no ha tenido ninguna enfermedad infantil más y ésta fue muy débil.

Ella asiste al Gimnasio, deportivamente es muy activa (fútbol, atletismo ligero, baile,…) tiene un comportamiento social muy marcado, quiero decir que tiene una forma muy bonita de mostrar empatía (a pesar de ello, nosotros como padres, tenemos el placer muchas veces de experimentar crisis de pubertad…)

Después de su fiebre convulsiva estuvo otra vez internada en el hospital con motivo de una conmoción cerebral después de un partido de fútbol y también, difícil para toda la familia, por un apéndice perforado.

Heridas de todos los colores (contusiones, aplastamientos, huesos rotos o rotura de ligamentos) en su práctica deportiva las tiene muy a menudo y muy a gusto, por lo demás tiene un sistema inmunitario particularmente fuerte.

Y, finalmente, nuestro hijo tampoco vacunado tiene ahora 12 años. Tuvo varicela al mismo tiempo que su hermana (cuando él tenía dos años) y ella la tuvo doblemente grave.

También él va al Gimnasio y deportivamente es muy activo (fútbol, tenis de mesa, voleibol).

Nuestro hijo aún no ha estado nunca en el hospital, a excepción de las veces que ha visitado allá a su hermana. Lo que lo martiriza son sus ataques de asma bronquial. Aunque no diagnosticado médicamente. Nuestro hijo reacciona a través de los bronquios (mucha segregación y fuertes ataques de tos) ante un elevado consumo de productos elaborados con trigo como también al azúcar y a la carne de cerdo.

Renunciar a estos productos no ha sido difícil para nuestra familia. Carne de cerdo ya llevábamos poca a la mesa y como que horneo el pan personalmente, sustituyo el trigo en el pan, pasteles y galletas por otro cereal como puede ser la espelta. Renunciar al azúcar no es fácil ya que se encuentra en todas partes.

Anteriormente había tenido problemas bronquiales, mi marido también los tiene además de una fiebre del heno latente... no se debiera dejar de tener en cuenta la herencia familiar…

Nuestra decisión contra la vacunación o mejor dicho, nuestra experiencia con nuestros hijos no vacunados ha contribuido a que tres de nuestros nietos así como dos hijos de amigos igualmente estén sin vacunar… y ¡esto no ha sido en ningún caso una desventaja para estos niños!"

Austria

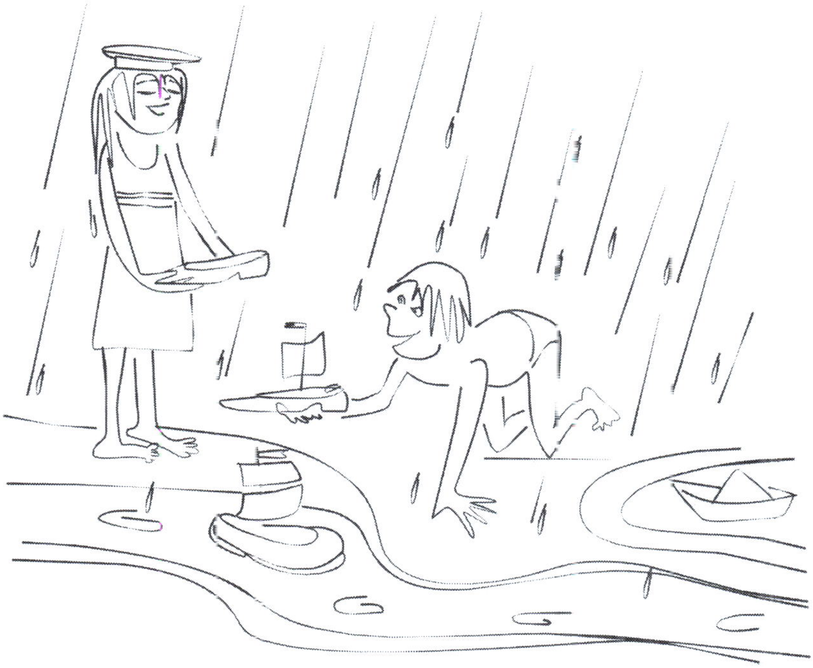

Viento y clima

"Mis hijos tendrán en Setiembre ocho y nueve años. Ambos están completamente sin vacunar. Cuando decidimos no vacunar a nuestro mayor hubo mucha presión por parte de la familia. No obstante estoy en la feliz situación de haber hecho la formación en Homeopatía. Mi marido y yo nos hemos dedicado intensivamente con el tema vacunal. Somos felices por tener dos hijos completamente sin vacunar. El mayor no ha tomado antibiótico ni una sola vez. La pequeña tuvo lastimosamente una sepsis de recién nacida, por lo que fue necesaria la administración de antibiótico. Además se le administraron glóbulos homeopáticos y se recuperó más rápidamente que otros niños, con sorpresa de los médicos. De enfermedades infantiles hasta ahora sólo han tenido varicela, después de la cual en ambos niños observé que habían tenido un gran desarrollo. Por lo demás han tenido en otoño e invierno algunos resfriados (parcialmente con fiebre) que han contribuido a su limpieza interior, y que apoyamos homeopáticamente. No hay ni alergias ni intolerancias alimentarias.

Hablando abiertamente estoy frecuentemente sorprendida de cuan a menudo están enfermos sus compañeros del jardín de infancia o de la escuela en enfermedades como son alergias, Neurodermitis, psoriasis, etc. Algo así no lo conocemos, somos la generación de padres que permiten a sus hijos saltar en los charcos y bajo cualquier tiempo estamos en el jardín, lo que actualmente cada vez es más infrecuente. Por su forma de ser tienen una personalidad muy libre, lo que no significa que sean un par de pillastres mal educados. Son seres muy sensibles, que experimentan sentimientos, lo comunican, y nos dan mucha alegría".

La histeria no aporta nada

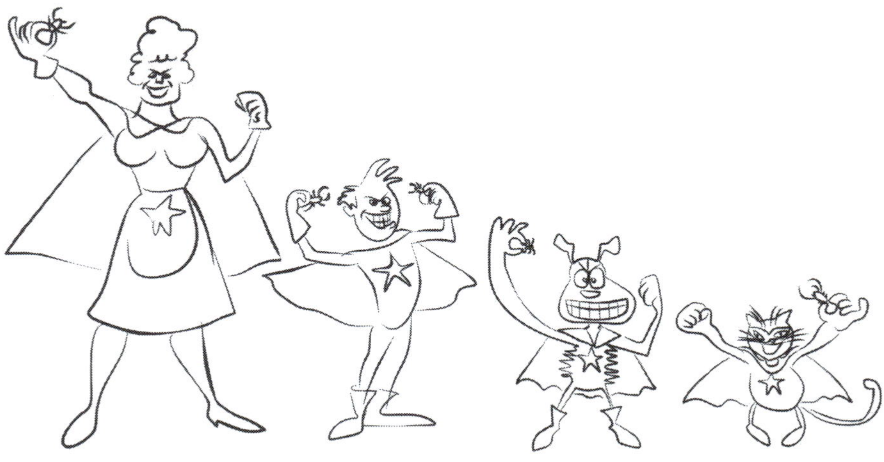

"Mi hija, actualmente nueve años, a la edad de tres meses la hice vacunar de la triple vírica, como estaba recomendado, más una vacuna contra las garrapatas cuando tenía un año. Estuvo muy a menudo enferma, de pequeña tuvo Neurodermitis (según el médico: Habrá de vivir siempre con Neurodermitis, Consejo: Cortisona) tenía muy frecuentemente inflamaciones del oído medio, escarlatina, infecciones, ataques de vómito y diarrea, etc. A la edad de dos años tuvo una infección, en la que uno de los síntomas eran desgarros en la piel (brazos, rostro, etc.) y llagas que aumentaban de tamaño y se multiplicaban cada vez más. Después de que el pediatra quisiera recomendar antibiótico por segunda vez (poco después de la primera toma apareció la infección otra vez agravándose) me decidí buscar un homeópata con el que con su apoyo en dos días había desaparecido la infección. Desde entonces tengo confianza en la medicina alternativa, con gran éxito, ya que mi hija desde entonces tiene una piel perfecta, está enferma muy raras veces (si acaso algún resfriado) y no necesita medicamentos.

Ya que tengo la patria potestad de mi hija compartida con su padre y éste es un auténtico seguidor de la medicina convencional, me presiona constantemente para que acceda a vacunar a la niña. Hasta ahora pude imponerme ante esta presión, pero la situación es agotadora.

Con mi hijo (actualmente 5 años) me decidí a renunciar a cualquier tipo de química. Hasta ahora ninguna vacuna, ningún medicamento. Sólo plantas medicinales TCM, sales de Schüssler, homeopatía y un cuidado eficaz y seguido ante las enfermedades. La enfermedad más grave que ha tenido hasta ahora fue tos y una fiebre que duró dos días con máximas de 38 grados. Y hace dos semanas por vez primera en cinco años, ha vomitado. No tiene alergias ni problemas en la piel, tiene una salud extraordinariamente estable.

Nuestro perro nos lleva a casa grandes cantidades de garrapatas, los gatos igualmente, y duermen frecuentemente en la cama con nuestros hijos. Casi cada día recojo del suelo cuatro bichos, algunas veces más. Hasta ahora sólo encontré una en el cuello de mi hijo. Tan pronto la vi, se la retiré y aquí se acabó. La histeria no aporta nada en absoluto.

Lastimosamente observo en el jardín de infancia y en la escuela que repetidamente muestran incomprensión o mueven la cabeza, tanto los pedagogos como los padres ante el tema de que mis hijos no estén vacunados. Como si fuera una mala madre o no me importara la salud de mis hijos.

Aún son demasiado pocos los que están abiertos a la crítica vacunal, pero tengo la impresión, que la cantidad de padres, a cuyos hijos no permiten vacunar, está creciendo. Y me alegro de que haya instituciones y gente que no se deja asustar por la industria farmacéutica, sino que continúan facilitando información veraz".

Difícil decisión

"Nuestro hijo Moritz cumplirá en setiembre siete años y no está vacunado. Es un chico muy equilibrado, sensible y corporalmente robusto, el cual hasta ahora (espero que así continúe) muy raramente ha estado enfermo. Debía tener unos cinco meses tuvo una ligera infección viral de estómago e intestinos (soy propietaria de caballos, vivimos en una casa de campo con gallinas y creo que el niño debió ponerse estiércol en la boca) que superó en tres días. Con un año y medio tuvo un exantema súbito y con tres años varicela. La varicela fue muy fuerte, no contactamos con ningún médico ya que después de dos noches muy difíciles la situación se relajó y mi hijo pudo recuperarse bien de la enfermedad.

En verano del 2007 Moritz tomó por primera vez antibiótico, había pisado un trozo de madera, se había clavado una astilla y no permitió que se la retirásemos, al poco tiempo se infectó y como consecuencia Moritz tuvo una erisipela.

Moritz tiene resfriados con relativa frecuencia (según el médico a causa de los pólipos), hace un par de días y por primera vez en su vida se ha quejado de dolor de garganta que, mientras tanto, ya ha desaparecido. Hace aproximadamente medio año tuvo por primera vez una ligera inflamación de oídos (a consecuencia de un resfriado de larga duración).

Tenemos una hija de cinco meses, que tampoco está vacunada. Se llama Mia. Mia aún toma el pecho, Moritz se destetó por sí mismo a la edad de ocho meses y exigió durante mucho tiempo sólo arroz con leche. Mia no ha estado nunca enferma, a excepción de ligeros resfriados. Ambos niños tienen una piel muy bonita, para Moritz sólo utilizo cosmética natural (gel de ducha) y para bañar a Mia uso aceite de almendras. Moritz no tiene ninguna alergia y en Mia todo se ve normal (¿es posible que a esta edad aún no se reconozca?). Nuestro hijo es un hermano muy solícito y se cuida de su hermana muy cariñosamente.

El antiguo pediatra de Moritz me reclamaba constantemente que lo vacunara, pero después de que yo me informara extensamente sobre el tema "Vacunas" (ya antes del nacimiento de mis hijos) no consiguió convencerme. A pesar de todo me creaba un sentimiento de no actuar con responsabilidad.

Mientras tanto he conseguido encontrar una médico de cabecera muy buena, que nos ha hecho un test a todos con Biotensor y también se encarga de las visitas de control reglamentarias de Mia.

Con esta doctora no he de estar constantemente justificándome por no vacunar a mis hijos y estoy muy bien cuidada (si es posible con homeopatía).

En los últimos años he aprendido a tomar la responsabilidad sobre nuestra salud y quiero también decidir junto con el médico que es bueno para mi familia y para mí. Mi marido es vegetariano (por motivos éticos) y mi hijo y yo comemos muy poca carne (de calidad bio). Tenemos nuestra propia huerta e intentamos que nuestros hijos encuentren gusto por la verdura, en parte, ayudando con la cosecha. Moritz come también muy a gusto comida basura (por ejemplo, patatas fritas, chips, dulces). Mientras vaya comiendo sano (le gusta sobre todo la fruta) no hay prohibición alguna (sólo limitaciones).

Sabemos que la decisión de vacunar o no vacunar es muy difícil, solamente puedo recomendar a los padres que se documenten extensamente sobre el tema y que intercambien impresiones con otros padres que tampoco hayan vacunado a sus hijos. Yo soy miembro de Aegis Österreich y durante años me he informado a través de folletos informativos. Esto me ha ayudado mucho y ha reforzado mi decisión".

La echaron a cajas destempladas

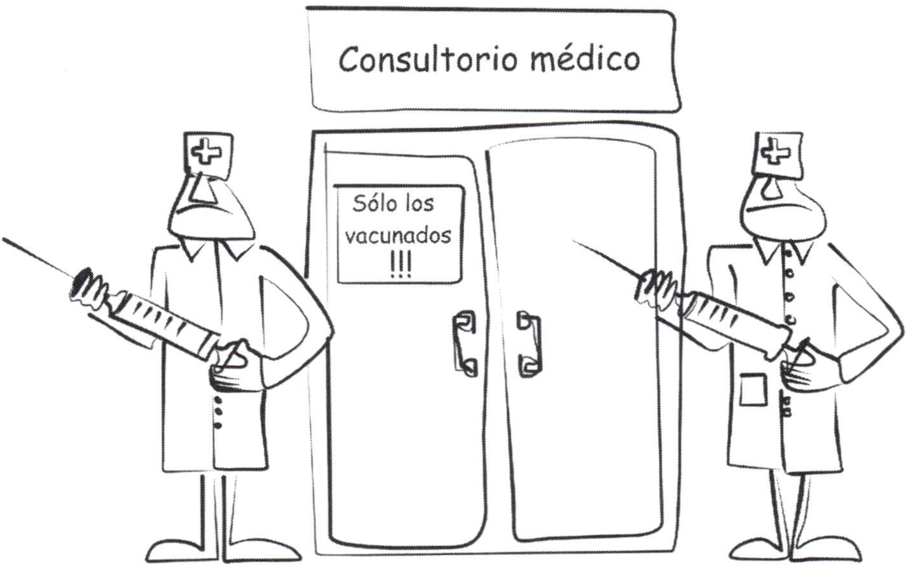

"Tenemos cuatro niños de 25, 20, 15 y 9 años y no hemos vacunado a ninguno. Lo que como madre hace veinticinco años tuve que oír ante la negativa a vacunar es casi increíble. Me han echado de muchos consultorios médicos a cajas destempladas. Los homeópatas entonces no eran una gran ayuda, la mayoría no se atrevían a defender su posición de una forma evidente y clara. Me acusaron de carecer completamente de responsabilidad y con el primer niño incluso me insinuaron que podría haber la posibilidad de que nos retiraran la custodia de nuestro hijo…

Pero teníamos el problema que un niño del vecindario había fallecido a consecuencia de una vacuna contra la polio, en nuestro círculo de conocidos dos niños habían fallecido repentinamente después de las vacunación y nosotros nos decidimos, así de sencillo, por no arriesgarnos.

Además desde siempre teníamos una especie de desconfianza a la medicina convencional, esto por añadidura.

Nuestro primer hijo, Markus, vino al mundo en 1986 y, desde un principio fue un niño bien robusto, cuando tenía fiebre podía en dos o tres días recuperarse perfectamente. Sólo reposo e infusiones, ningún otro tratamiento. Esto le pasaba una vez al año, más adelante le ocurría cada dos años, más o menos. Resfriados y tos nunca, tuvo varicela a los tres años y sarampión con fiebre a los cinco.

Es un chico apasionado por los deportes, muy activo, iba muy bien en la escuela, actualmente es maquinista de tren y tiene frecuentes controles de salud organizados por la compañía ÖBB. Los valores de las pruebas siempre son correctos y cada vez comprueban que tiene la vista como un zorro.

Le hacen tests de la capacidad de reacción y otros y los resultados son siempre positivos, ¡lo que a él le complace!

Cuando en 1991 tuvo el sarampión nació al mismo tiempo su hermana Ella (nació en casa). Ésta no ha tenido casi nunca fiebre, cuando iba al jardín de infancia tuvo varicela y dos veces en la vida ha tenido un eccema. Seguramente a causa de unas fresas tratadas con insecticida lo que superó con homeopatía. También fue muy buena alumna en la escuela, actualmente estudia, ha sido dos veces en la vida asistida por un homeópata por causa de los eccemas, y nunca más, tampoco al médico.

El tercer hijo, otra niña, Lisa, nació en 1996, exactamente lo mismo, la primera vez que fue al médico tenía catorce años, a causa de un problema con un pendiente, se le había fijado en la oreja y el médico tuvo que quitárselo. Por lo demás tuvo la varicela cuando iba al jardín de infancia y paperas con diez años. Actualmente casi tiene dieciséis, es una alumna muy buena, tiene muy buena salud, robusta, deportista; tenemos caballos y una explotación agrícola pero ninguna vacuna contra el tétanos, tampoco en los animales.

Por último, el más pequeño, nació en el 2003, también un chico robusto, de vez en cuando tiene un poco de fiebre, tuvo la varicela cuando iba al jardín de infancia y creo que también paperas, pero no estoy demasiado segura. Cuando tenía tres años tuvo un accidente con un caballo, se puede decir literalmente que le pasó por encima. Sangró muchísimo y tuvimos que llevarle al hospital. Tuvo que ser operado de urgencia, naturalmente no dije que no estaba vacunado contra el tétanos. Dije expresamente, con plena conciencia, que estaba vacunado, para evitar discusiones en un momento como éste y para evitar el riesgo de que posteriormente se le administrara. Se tuvo que operar, se tuvo que coser un trozo de piel por encima de la oreja. Al final quisieron darle antibióticos, nos negamos, lo que esta vez condujo a discusiones. Pero resultó ser una decisión muy buena. ¡Yo estaba satisfecha de que sólo se enterasen de la mitad! Se recuperó muy bien y rápido, no hubo ningún problema más.

En conjunto sólo puedo decir: Lo volveríamos a hacer. Nunca un medicamento normal, con excepción del dentista. Ninguna vacuna y nunca un problema. Niños robustos y listos, algunas veces incluso estoy sorprendida de que todo haya transcurrido tan bien.

Como madre joven, con veinte años, nunca me había atrevido a hablar claro al respecto. Si se presentaba la discusión, siempre me retenía. Durante mucho tiempo sentí verdaderamente miedo de no tentar a la suerte, me había imaginado que sólo teníamos suerte, y contemplaba la idea como cierta que una buena alimentación ¡podía suplir los efectos favorables de las vacunas! Esto ya no lo pienso así, sólo una vacuna que no se ha dado puede evitar hacer daños, actualmente tengo el valor, también por qué ya no hay necesidad de discutir, sólo se necesita contemplar a los niños, para mi es la única prueba veraz.

Estuve mucho tiempo sola con este problema, una sola vez conseguí sonsacar a un homeópata que él tampoco dejaba vacunar a sus hijos. ¡Esto fue una rareza!

Lo que sí me gustaría comentar, es que los cuatro tienen una increíble seguridad, sin ayuda alguna, cuando están enfermos en recuperar la salud. Sólo necesitan reposo y su organismo puede con todo. ¡Esto aporta confianza en sí mismo y fuerza! En este sentido deseo a todos, valor y coraje para poder renunciar a las vacunas, ¡sin ellas se puede vivir mejor! Estoy satisfecha y agradecida, que mientras tanto haya tanta información sobre el tema y cada vez más homeópatas que demuestran su posición".

Somos enemigos de las vacunas

"Fui vacunada inmediatamente después del nacimiento y cuando un niño del vecindario murió a consecuencia de una vacunación (oficialmente nunca fue confirmado que la causa era vacunal), para mi madre estuvo muy claro, para nosotros se habían acabado las vacunas. Mi hermana mayor tenía entonces nueve años y aún le pusieron una vacuna (no recuerdo para que era), en todo caso después de la vacuna ella tuvo su primer brote de fiebre del heno. ¡Antes no había tenido nunca problema alguno y yo tampoco!

Nosotros, los cuatro, somos enemigos de las vacunas y ¡a todos nuestros hijos hemos evitado haberlos de vacunar!

Con muchas ventajas, en comparación con los compañeros de clase, ¡nuestros hijos están mucho menos enfermos y no tienen alergias o fiebres del heno!

Mi amiga, mientras tanto, se ha transformado en una enemiga acérrima de las vacunas y está convencida que la hiperactividad de su hijo mayor, que aún fue vacunado, fue a consecuencia de una vacuna. Todos los médicos le han dicho que los bebés con ADHS son también bebés llorones, chillones, nerviosos, pero ella siempre aclara que en su bebé el nerviosismo apareció medio año después de la administración de la primera vacuna.

O sea, vivimos muy bien sin vacunas. Pienso yo que el problema más grande es la naturalidad con que se ponen las vacunas y que raramente una madre se pregunta el sentido de la vacunación".

Se nota en su irradiación

"Mi hija de cinco años no está vacunada, a los tres meses tuvo una ligera varicela y hasta ahora nada más, se le dio el pecho hasta los dos meses, tuvo ligeros problemas en la piel de la cabeza (escaras) que aún conserva aunque mucho más reducidos y también ligeros problemas en la piel del brazo, pequeñas partes de piel áspera que picaban de vez en cuando pero que con ayuda de remedios homeopáticos se han podido solventar.

Mi hija es muy despierta, muy alegre y curiosa, motóricamente está muy adelantada, a los dos años y medio ya iba en bicicleta y esquiaba a los tres, todo voluntariamente y con gran alegría en el movimiento. Es muy ágil y sana, tal vez en otoño y en primavera la nariz le gotea.

Mi homeópata dice que se nota en su irradiación que no está vacunada, pero constantemente me recuerda de hacerla vacunar contra el tétanos. Aquí no estoy demasiado segura, si seguir su consejo y ¿hacerla vacunar?

Aquí en nuestro pueblo, la vacunación es también un tema, hay la asociación Gesundes Leben (Vivir sano). Aquí de vez en cuando ofrecen conferencias, pero yo misma no aconsejo a todos que no hayan de vacunar a sus hijos, ya que muy rápidamente uno se puede encontrar con reacciones de defensa, resistencia o rechazo. Por lo que no abro demasiado la boca al respecto, para decirlo con sinceridad, no tengo ganas de justificarme ante personas que aceptan las vacunas plenamente convencidos de su efectividad. Se reconoce a la gente afín a uno mismo también por los mismos intereses.

Hasta ahora estoy muy satisfecha con mi decisión, aunque algunos me consideren que soy una irresponsable, esto es naturalmente siempre ponerse de acuerdo consigo misma“.

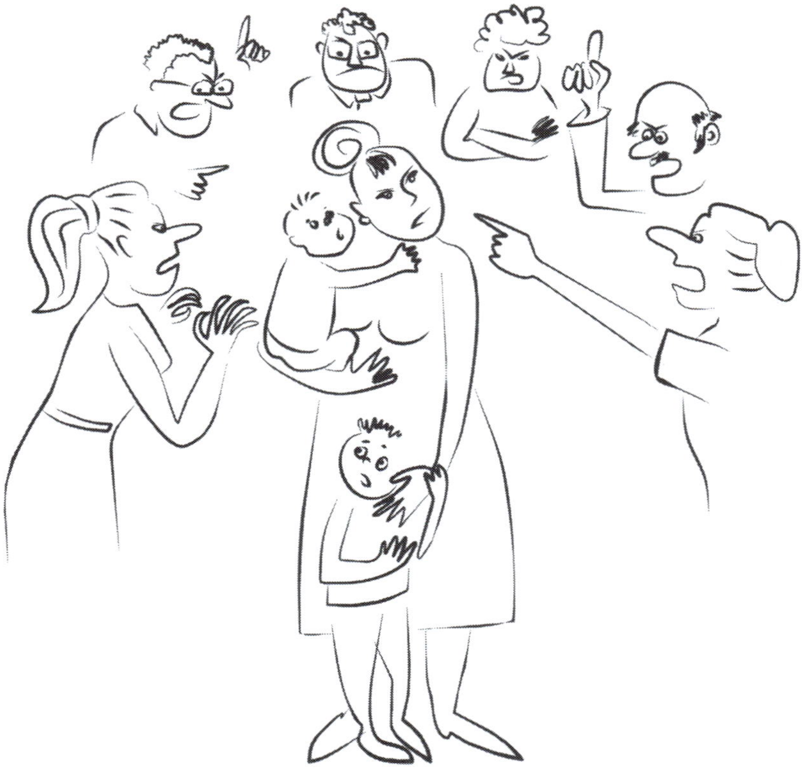

La mejor variante

"Nuestras hijas de 7 ½ y 5 años respectivamente están ambas sin vacunar y ¡disfrutan de una salud espléndida! Hasta ahora no han tenido fiebre y tampoco otras enfermedades, incluso la varicela la han pasado ambas sin grandes complicaciones. Rebosan de alegría de vivir y son muy resistentes. También su desarrollo mental y motórico está al más alto nivel.

Quien se ha preocupado seriamente del tema vacunal, ha de llegar siempre al resultado que no vacunar (casi siempre) es la mejor variante. Para nosotros la decisión fue inmediatamente muy clara de que no vacunaríamos. Sólo el motivo de someter a tales ataques un cuerpo tan pequeño, es una locura. El cuerpo debe asimilar no sólo los serums vacunales sino también los aditivos que añaden y arreglárselas con esto. Nuestra opinión es que la frecuente aparición de alergias, Neurodermitis, asma, etc. que en los últimos tiempos se detecta en los primeros meses y frecuentemente después de la primera vacuna séxtuple tiene mucho que ver con esta locura.

Los daños vacunales en su entorno muestran que efectos secundarios tienen efectivamente las vacunas. El problema más importante para nosotros es la falta de aceptación en el círculo de amistades, ya que todos los niños están vacunados, llegando incluso a la agresión verbal, viéndonos insultados como irresponsables y catalogados de oportunistas y tramposos. Ya no iniciamos discusión alguna sobre este tema y facilitamos información sólo si nos la piden y de esta forma aprovechamos para reforzar nuestra posición. Lastimosamente pocos padres tienen serias reflexiones sobre el tema vacunal. Para muchos es sólo un pequeño pinchazo que se ha de hacer (el Dios en blanco sabrá lo que hay que hacer a mi hijo...) y la única preocupación es, si el niño tiene fiebre, no duerme bien o es un quejica. Nuestro médico de cabecera es él mismo muy crítico con las vacunas, por esto lo elegimos a él, ya que no queríamos estar continuamente justificándonos y él podría tratar homeopáticamente a nuestros niños en caso de precisarlo (si caen enfermos). Como padres de niños no vacunados se ha de ser muy fuerte, también en el jardín de infancia y la escuela.

Además: ¿No habría de ser motivo de reflexión para cada ciudadano, si el estado apoya fuertemente mediática- y financieramente las acciones vacunales y la industria farmacéutica trabaja con campañas que causan miedo a la población? ¿Qué intenciones se esconden detrás? ¿Por qué se intenta convencer a la gente de algo tan bueno causándoles miedo? ¿Cómo gana más dinero la industria farmacéutica, con gente sana o con gente enferma? Tal vez esto nos tendría que dar a pensar...

En Marzo nació nuestro tercer hijo y naturalmente no lo dejaremos vacunar. Desearíamos que hubiese más padres que se cuestionaran si efectivamente tiene sentido y es necesaria la observación de todo el programa vacunal o si se pudiese hacer de otra manera".

Los dejas vacunar, ¿no?

"Da gusto leer que hay tantos niños sin vacunar, pues dentro de mi familia, como madre de 42 años, tengo una hija muy querida, despierta, inteligente, guapa y completamente sin vacunar (dentro de dos semanas cumple cuatro años) pero lo grave es que mi propio padre, el abuelo de la niña ¡me tiene por loca y por completamente irresponsable! Su primera frase después del nacimiento de mi pequeña fue: ¿La dejarás vacunar, no? Encuentro este comentario falto de empatía y terrible. También mi tío y mis tías estaban horrorizados con la idea de no vacunar a mi hija.

En el jardín de infancia de mi hija hay varios niños completamente sin vacunar. ¡Esto está muy bien! Hasta ahora mi hija sólo ha estado dos veces enferma: una vez tuvo varicela y otra vez ¡gripe auténtica con más de 40° de fiebre! De ambas se recuperó perfectamente. ¡Sin ninguna complicación y sin ninguna medicina! ¡Si tengo otro hijo tampoco lo dejaré vacunar, ni pensarlo, nunca!

Estoy muy satisfecha que mi médico de medicina general hace veinte años tomase otro camino e hiciese la formación en homeopatía. Está decepcionada de la medicina convencional. La misma doctora tiene dos niños jovencitos, ambos sin vacunar. En caso de que algún día esté yo enferma, iría a esta médico para que me tratase.

También a mi hija la llevaría en caso de que no funcionasen los buenos y viejos remedios, lo que dudo.

¡Somos una familia monoparental y soy partidaria convencida de la medicina natural y alternativa! En este sentido: ¡No te pongas enfermo! Ya que: "Haz algo bueno para tu cuerpo, para que tu alma tenga ganas de quedarse a vivir en él" "Mens sana in corpore sano".

El mejor sistema inmunitario entre los tres niños

"Mi hija Franciska tiene nueve años, no está vacunada. Tiene el mejor sistema inmunitario de los tres niños y muy raras veces está enferma. Y cuando lo está, lo está muy brevemente. De todas maneras he de decir que soy homeópata y puedo tratarla yo misma. La mayor está muy vacunada y es la que más frecuentemente enferma está. El mediano está parcialmente vacunado y está medianamente de salud.

La de nueve años ha tenido dos operaciones severas (a causa de mal formación) y largas estancias en el hospital. A pesar de todo está muy sana.

De todas formas debo decir que en Austria hay un banco de datos vacunales, en el que constantemente se puede ver quien, cuando, por quien fue vacunado. En el sentido del plan vacunal tiene sentido, pero por ello también se está controlado. No estoy segura si en Austria habrá un día en que la vacunación será obligatoria (esto ya tuvo lugar después de la guerra con la vacuna de la viruela, y sabemos también los muchos efectos secundarios que causaba, actualmente está suprimida por la OMS) y tal vez se impongan multas por no vacunar. Esperemos a ver en qué dirección iremos".

Se trata de dinero

"Mi hijo tiene ahora tres años, recién cumplidos, hasta ahora está sin vacunar, completamente, y ahora me encuentro presionada por todas partes (médico de cabecera, pediatra, abuela), ya que él tiene una pequeña herida superficial, para dejarle poner la vacuna del tétanos.

Nuestro médico (acupuntura, medicina ortomolecular, bio-resonancia, osteopatía) en Linz, el cual ha tratado muchos daños vacunales, me desaconsejó dejarle poner alguna vacuna. En mi familia ha habido casos severos de daños vacunales (enfermedades del sistema inmunitario con brotes, particularmente después de las vacunas de repetición de la Hepatitis-B y del tétanos) y un caso mortal (niño de 1 ½ años, tuvo una encefalitis después de la vacuna contra las garrapatas).

Tratamos todas las enfermedades de origen bacterial y viral con plata coloidal (10 ppm) que preparamos personalmente según las reglas de pureza. A mi hijo se le trata homeopáticamente, con pleno éxito. Llena de miedo, me puse en contacto con nuestra homeópata, que también es médico de medicina general, porque tal vez habría de vacunar a mi hijo del tétanos. Me dijo que una vacuna no era necesaria, la herida era muy pequeña, podía sangrar y se ve limpia. Mi inseguridad generada por la presión de ambos médicos empezó otra vez a declinar.

Con plata coloidal como profilaxis incluso viajo al trópico, vivo allá como un aborigen y no he estado nunca enferma, y sin medicación contra la malaria. Mis amistades han hecho lo mismo y están muy sanos. Me acuerdo de todo esto y continúo convencida que ¡lo mejor es no hacer soportar una vacuna ni al niño ni a nadie!

La pediatra que he mencionado al principio piensa incluso, cuando le pregunto si sólo he de vacunar contra el tétanos, que esta sola no viene al caso, en todo caso ella le pondría la vacuna séxtuple.

A la pregunta sobre la asistencia médica (el niño por su situación, si acaso sólo la vacuna del tétanos) en este contexto no responde, cuando le digo que esto parece como en el mercado al por mayor, que sólo encuentro paquetes gigantescos de cosas que yo no necesito, que no se trata de papel higiénico sino de un género peligroso, que el riesgo de complicación aumentaría mucho al ser séxtuple, cierra la boca terminando la conversación.

Generalmente me pregunto: Si la medicina convencional centra tanto el foco en la práctica vacunal, entonces dentro de diez años necesitaremos cincuenta vacunas y en veinte años quinientas vacunas, ¿o no? ¿Por qué no se trabaja más en la inmunización natural y en métodos de curación para casos de enfermedad? Presumo que se trata de dinero, ya que las vacunas se recetan sistemáticamente y en masa, esto es fuente de ingresos importante y segura".

¿Y tampoco contra las garrapatas?

"Mis hijos tienen cuatro años y medio y un año de edad, ambos están sin vacunar. Yo fui quien puso en movimiento esta decisión, ya que trabajo con minusválidos y mi prima perdió a su hijo de ocho años por causa de una vacuna. Se pudo comprobar que tenía mercurio en el cuerpo, y poco a poco iba destruyendo la musculatura.

Repetidamente los padres de clientes a los que cuido me cuentan que han observado que su hijo empezó a cambiar después de una vacunación. Hay una mujer que ahora tiene 32 años que a la edad de casi dos años ya decía frases con tres palabras y motóricamente estaba bien desarrollada. Después de una vacuna (la cual ignoro para que era) tuvo fiebre y empezó a convulsionar. Hoy su minusvalidez psíquica es severa.

Pero yo había de informar sobre mi propia experiencia, no la de otros. Después de que mi marido se hubiese hecho también una imagen sobre las vacunas, estuvo también convencido para no dejar vacunar a nuestros hijos.

En nuestras ambas familias chocamos con incomprensión, nos preguntaron mucho sobre nuestra decisión. Mientras tanto mi cuñada tampoco deja vacunar y se ha vuelto mucho más crítica que antes.

Nuestra hija mayor no ha tenido hasta la fecha ninguna enfermedad infantil y tampoco ha estado nunca gravemente enferma. Puede ser que cuando está resfriada y tose fuerte tenga también fiebre pero máximo son tres días. Lástima que no puedo decir si es muy elevada, porque no utilizo el termómetro y como máximo le pongo compresas en las pantorrillas para hacerle bajar la fiebre. Una vez se va la fiebre vuelve a saltar y brincar como si no hubiese pasado nada. Una vez tuvo una fuerte bronquitis, según una amistad médica "con tendencia a la pulmonía" (¡cuando yo oí esto!), que yo traté homeopáticamente y rápidamente disminuyó.

Nuestro pequeño de un año tuvo frecuentemente tos durante el primer medio año, que yo combatí con aire húmedo y compresas. Seis semanas antes la niña de los vecinos había tenido un exantema vírico que probablemente por los síntomas él también tuvo. De todas formas transcurrió mucho más levemente y más rápido que en la niña del vecino (vacunada).

Nuestro entorno reacciona muy diferente. Tenemos muchos conocidos que no vacunan.

Siempre hay incomprensiones pero hemos aprendido a sondear si tiene sentido discutir con el contrario o es suficiente con un par de palabras.

Nuestra hija mayor irá en setiembre al jardín de infancia. En el momento de la inscripción estuvieron muy sorprendidos de que la niña no estuviese vacunada. "Ni siquiera contra las garrapatas, al vivir en una zona de riesgo" fueron sus palabras. Pensaban que cambiaría mi decisión cuando viese la primera garrapata. Curioso, para vivir en una zona de riesgo, no he visto ni una y vivimos directamente en el bosque".

No sólo sin sentido sino también peligroso

"Soy madre de tres niños (15, 13 y 20 meses). De los tres no hay ninguno vacunado. Mi experiencia se remonta un par de años atrás y repetidamente compruebo que las madres por miedo y desconocimiento exponen a sus hijos a un gran peligro, pues vacunar no sólo no tiene sentido sino que es peligroso.

Repetidamente oigo a madres que sus hijos después de la vacunación han cambiado, o duermen mucho o gritan mucho. Estos son aún los daños vacunales mejores que me han reportado. Tenemos incluso conocidos cuyos niños han fallecido por causa de una vacuna. Sobre mis hijos he de informar que mi hija, ahora de quince años, hubo un tiempo que frecuentemente tenía inflamación de anginas, pero cada vez conseguía recuperarse sin antibiótico. Está extremadamente sana y come muy a gusto cosas sanas (naturalmente también le gustan las golosinas). Mi hijo tiene ahora 13 años y tuvo una ligera Neurodermitis con mucha bronquitis. Ahora no tiene ningún problema más y tampoco bronquitis. Tiene alergia a los ácaros, pero lo maneja bien. No hemos necesitado ningún medicamento convencional. Tampoco ha necesitado nunca antibiótico. Mi más pequeña está muy bien y seguramente tampoco la vamos a vacunar.

Me ha ayudado mucho el libro "Vacunación, el negocio con el miedo", y también mis estudios como naturópata. Los niños de mi hermana tampoco están vacunados. Y tampoco los hijos de mi cuñada. Mi experiencia me ha enseñado que los niños no vacunados son algo rebeldes y respondones, si algo no les va, ellos lo dicen. Lo que tienen en la punta de la lengua, ha de salir. No se ha de tragar nada. Sólo puedo recomendar a todas las madres encarecidamente que se informen ampliamente sobre este tema antes de dejar vacunar a sus hijos, ya que el desconocimiento no protege del castigo, y no olviden: Vacunar es uno de los mejores negocios que hasta ahora se han hecho".

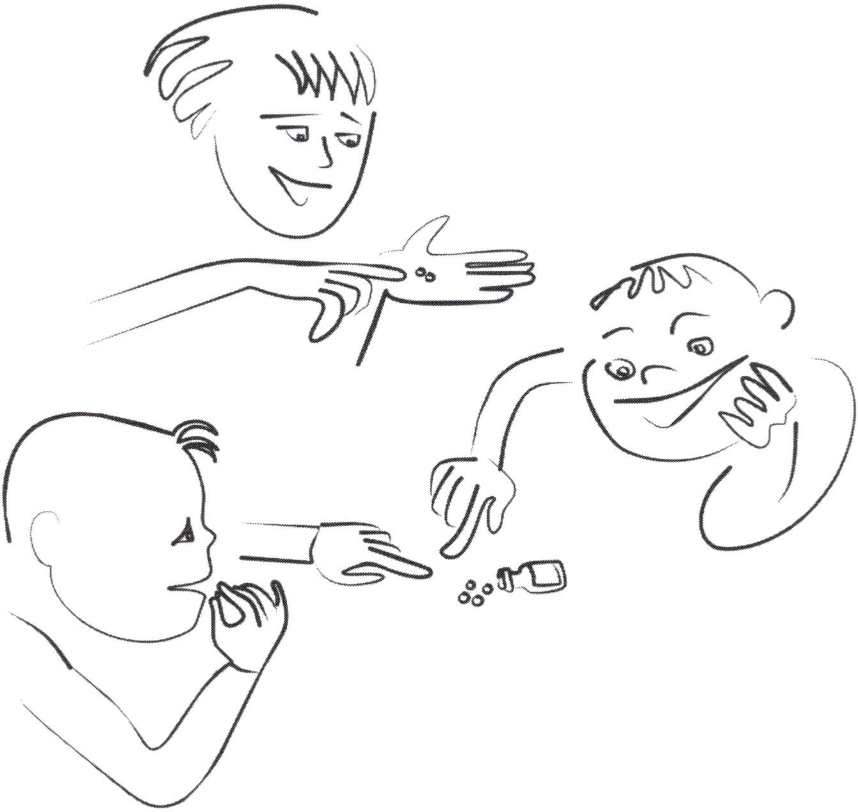

A nuestros niños les gustan las bolitas

"Con mucho gusto un par de palabras de nuestros 3 hijos no vacunados, pues no hay mucho que decir... nuestros tres niños tienen siete, cuatro y tres años, tienen una salud estable y raramente están enfermos. Incluso este frío invierno no han estado ni un solo día enfermos.

Nuestros hijos no han tomado nunca antibiótico y cuando tienen algún problema de salud les tratamos con homeopatía y remedios caseros. Desde la última visita de control reglamentaria que no hemos ido más al médico, porque si hay alguna enfermedad aguda puedo perfectamente tratarla homeopáticamente. Constitucionalmente nos acompaña nuestra homeópata.

A nuestros hijos les gustan las bolitas y frecuentemente escogen ellos mismos el remedio adecuado en nuestro botiquín. Le estoy muy agradecida a nuestra comadrona, que me ha apoyado para no vacunar a mi hijo.

En la presentación de mi bebé que ahora ha cumplido tres meses se le inyectó una vacuna séxtuple, yo sentí dolores corporales. En los dos más jóvenes estábamos convencidos de no vacunar y la confianza con esta decisión fue y es fuerte".

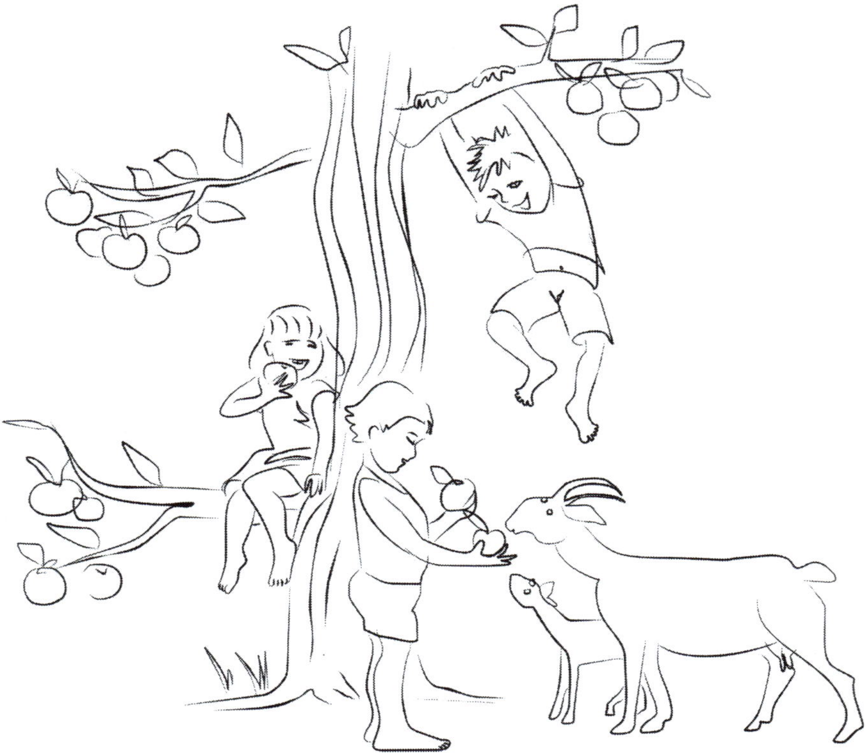

Suiza

Sano y biológico

"Tengo dos niños, de ellos el menor (Samuel, actualmente tiene nueve años) después de un accidente fue vacunado contra el tétanos, esta vacuna la he adelantado como inmunización de base. Por lo demás no tiene ninguna vacuna más. Michael (once años) no está vacunado.

Somos una familia que nos alimentamos sano y biológico. Vivimos en nuestra casa de payés, en el campo. Nuestros hijos están sanos, enfermedades infantiles casi que no tuvieron, cuando eran pequeños tuvieron varicela, Samuel tenía sólo unos dos años pero lo superó perfectamente. No estoy demasiado segura si tuvieron alguna enfermedad infantil más. Se recuperan siempre muy rápido y aunque tengan los síntomas, estos son muy débiles. La gripe en el tiempo invernal casi que no la conocemos, este invierno fue la primera vez que Samuel estuvo un par de días enfermo. Enfermedades de semanas de duración no las conocen nuestros hijos.

Tampoco yo me dejo vacunar, desde hace muchos años. La última vacuna del tétanos hace ya veinte años.

La decisión de no vacunar se toma en mi entorno personal como decisión personal. Hay muchas opiniones sobre la vacunación. La mía es mi decisión y la de otros, la suya. Cada cual, la suya. No intento convencer a nadie. Cada uno está detrás de su decisión y por ello se ha de responsabilizar de las consecuencias".

Somos una parte de la naturaleza

"Cuando mi mujer estaba embarazada, un colega nos hizo atención sobre los peligros que encierran las vacunas. Ya que esto para mí era un campo desconocido me procuré algunos libros, asistí a un cursillo de la Sra. Petek y estuve reflexionando mucho tiempo sobre la problemática vacunal. A la vista de la colección de conocimientos que habíamos acumulado mi esposa y yo, llegamos a la conclusión de no vacunar a nuestro hijo. Además del argumento de que las vacunas pueden perjudicar la salud, mi argumento para no vacunar es éste: Somos una parte de la naturaleza y la naturaleza no envía sin motivo cualquier dolencia o enfermedad infantil. Aunque nosotros no comprendamos muy bien las leyes de la vida (lo que algunas veces pueda ser mejor) tendrán un sentido.

Aunque nuestra hija se está desarrollando muy bien, no puedo observar la diferencia con los niños vacunados. Nuestra hija tiene desde los cuatro años un falso Krupp. A pesar del tratamiento homeopático no mejoró. Tampoco en otro ataque de Krupp no tuvieron efecto y tuvo que tomar los medicamentos que nos dieron en el hospital cuando tuvo el primer ataque. A partir de los seis años ha tenido alergia al polen o fiebre del heno, la cual tiene muy fuerte cuando hace buen sol. También esto se trata homeopáticamente. Tampoco sin éxito. Tiene resfriados tres o cuatro veces al año. Hay niños vacunados que tienen más pero también hay niños vacunados que no tienen tantos.

Hasta ahora no han habido dificultades con parejas cuyos hijos están vacunados, tampoco en la escuela han habido problemas. El médico escolar nos dijo que sería mejor que los niños estuviesen vacunados. Como pediatra tenemos un médico antropósofo. Fuimos por última vez hace aproximadamente cinco años.

De enfermedades infantiles hasta ahora sólo ha tenido un eritema infeccioso y una varicela muy, muy leve. Otras enfermedades infantiles no las ha tenido (De pasada, quiero mencionar que una compañera de la escuela, vacunada de acuerdo al programa vacunal, tuvo unas fuertes paperas con complicaciones).

En la escuela no tiene problema alguno. Se desarrolla, como he descrito, muy bien. A pesar de las indisposiciones mencionadas continuaría renunciando a las vacunas por las razones indicadas".

Lo haríamos otra vez exactamente igual

"Nuestros hijos tienen ahora once, nueve y casi cinco años y no han recibido vacuna alguna. En nuestro círculo de amistades conocía algunas madres que se habían informado sobre el tema de las vacunas y no habían vacunado a sus hijos. Asistí a una conferencia de Anita Petek (www.aegis.ch) y leí diversos libros. Esto y mi instinto me dijeron de no vacunar a mis hijos. Hasta ahora no lo he lamentado.

Nuestros niños están sanos, no tienen alergias ni enfermedades crónicas. Si es necesario, tenemos contacto con una experimentada homeópata, sea para casos agudos o por un remedio de constitución. En dolores de oído, fiebre elevada de larga duración, espasmos estomacales en los bebés, accidentes, etc. podía contactar telefónicamente, acordar un remedio con la homeópata de los que tenía en el botiquín de urgencias y dárselo al enfermo. Hasta ahora las visitas al médico sólo están reservadas en casos de accidente, nunca en caso de enfermedad. Hemos tenido suerte, hasta ahora nuestros niños no han necesitado antibiótico. En el primer año nos visitaban en casa el consejo de padres o madres y según el resultado no era necesaria la visita de control reglamentaria al médico. Los dos niños mayores tuvieron varicela. Precisamente ahora que escribo me doy cuenta, cuan pocas veces mis niños tuvieron que ir al médico.

Encuentro que es muy importante informarse sobre la vacunación y sobre todo de la no vacunación. La responsabilidad la tienen siempre los padres, sea por no vacunar, sea por vacunar. No obstante, dentro del apartado salud hay bastantes cosas más: Amor, seguridad, confianza, movimiento, alimentación, etc.

Estamos muy satisfechos de nuestros hijos tan sanos y lo volveríamos a hacer exactamente igual".

Fuerzas de recuperación

"Tengo dos hijos sin vacunar, dos niñas, una de casi diez años y otra de casi trece. No he lamentado nunca esta decisión, antes bien todo lo contrario. Nuestras niñas han sido y son muy prácticas, nunca han estado enfermas. La mayor nunca, y la pequeña hace un año que tuvo que tomar un antibiótico (pulmonía). Tampoco cuando eran más pequeñas y bebés tuve grandes problemas con ellas. He de añadir que en los pequeños problemas las acompaño con homeopatía. Las dos niñas han tenido varicela y también exantema súbito.

Cuando las niñas eran pequeñas el tema vacunal era siempre tema de conversación en los círculos de amistades y familiares. Pero al ver cuán sanas estaban siempre ambas niñas, pronto nadie dijo nada más. A mí me daba igual, puedo defender la posición de no vacunar pero no juzgo a nadie si lo hace.

En la escuela hay frecuentemente el control del carnet vacunal. Ya que en Suiza no hay obligación de vacunar, para nosotros no ha sido ningún problema.

No soy ni partidaria de la medicina alternativa ni contra la medicina convencional, pero creo firmemente en las propias fuerzas de recuperación. Mi homeópata siempre me sorprendía y aún lo hace ahora, cómo ella puede ayudar en enfermedades de las niñas (también conmigo). A pesar de ello estuve inmediatamente dispuesta a dar antibiótico a mi pequeña hija, cuando después de un largo resfriado desarrolló una pulmonía lateral izquierda.

A propósito: El pediatra no fue nunca un problema: Es

claro que no encuentra correcta mi decisión, pero cuando alguien muestra su convencimiento, éste se acepta sin problema… y si no fuese así cambiaría de médico".

El tabú de las vacunas

"Mi hija nació en 1996: Las primeras vacunas las tuvo con tres meses, hasta los seis meses se pusieron todas las que tocaban, después ninguna más hasta los seis años. Con seis años las vacunas contra la parálisis infantil y la tos ferina, después, nada más.

Cuando mi hija era todavía un bebé muy pequeño, estando en los brazos de una colega, de repente se tornó azul, así sencillamente (ahora, ya no puedo decir si fue antes o después de una vacuna), después la llevamos al hospital pediátrico para su observación, tras la cual no pudo encontrarse nada. De pequeñita estaba siempre muy sana, pero tuvo Neurodermitis por lo que en Febrero del 98 tuvimos que hacer una clarificación. Resultado: Un elevado potencial alérgico sin que en realidad se detectase el desencadenante. Una vecina hizo vacunar a su hija y desde entonces está constantemente resfriada y ya no ha tenido más defensas. El haber podido vivir esta experiencia y la lectura del libro "Das Tabu der Impfungen" (El tabú de las vacunas) hicieron que no permitiese vacunar otra vez a mi hija hasta los seis años. Cuando la vacunaron estuvo gritando a grito pelado (sus gritos llegaban hasta los tuétanos lo cual hizo asustar al médico que se disculpó), con esto me decidí, no ponerle ninguna vacuna más. Esto fue como el punto culminante y mi decisión estuvo clara a partir de este momento. Del médico de cabecera y el pediatra cambiamos a un homeópata y con él estamos muy satisfechos.

Comportamiento: muy activa, concentración difícil, rendimiento escolar medio, ningunas ganas de aprender, muy deportiva.

Hija nacida en 2003: NINGUNA VACUNA. Desde el principio tuvimos muy claro que no vacunaríamos, por los motivos más arriba mencionados y porque sencillamente no estábamos de acuerdo. No somos ni muy verdes ni muy creyentes, pero tenemos confianza en las personas y con ello también en que nuestra segunda hija salga adelante sin vacunas. Dicho y hecho, hoy tiene nueve años y no ha recibido vacuna alguna, a pesar de que nuestro médico de cabecera nos aconsejaba que como mínimo reflexionásemos acerca de ponerle la vacuna del tétanos (lo que estamos haciendo). A excepción del sueño que siempre ha sido un gran tema para nosotros, es una niña robusta y vivaz. Hace poco tuvo varicela, pero en una forma muy suave y en una semana ya había pasado, nosotros estamos convencidos que su fuerte sistema inmunitario contribuyó a ello. Enfermedades todavía no conocemos ninguna, cuando era pequeña tuvo un par de veces fiebre (hasta 38'5º), después ya estaba como si no hubiera pasado nada. Estamos convencidos de que se ahorra muchas enfermedades porque tiene un sistema inmunitario estable y robusto y ello gracias a que no está vacunada; nosotros estamos convencidos que esta forma de pensar para nosotros es la correcta y para otros puede no serlo. En conversaciones con otras madres que están ante la duda de vacunar o no, siempre les digo lo mismo: Quien no quiera estar firmemente detrás del hecho de no vacunar y tenga miedo de hacer algo en falso, mejor que vacune. Siento que muchas madres no desean realmente vacunar pero al mismo tiempo sienten miedo ante la responsabilidad de si pasa algo por no haber vacunado. Hay aún muy pocos padres que no vacunan a sus hijos, y siento que algunos tienen como una admiración por el valor de no vacunar, pero para mí esto tiene que ver con el convencimiento, con la fe de que la persona se puede curar por sí misma (y también enfermar) y la responsabilidad se ha de buscar y encontrar en cada uno.

Comportamiento: Mucha confianza en sí misma, equilibrada, brillante, muy buena estudiante, sin estudiar mucho como si fuera sencillamente propio, focalizado, deportista.

En el jardín de infancia y en la escuela no ha sido nunca un tema que estuviese o no vacunada, seguramente que estos tiempos volverán pero mi hija por su edad, ya estará fuera...

En nuestro plan familiar ya no está el tener hijos, pero si de todas formas tuviésemos otro en ningún caso lo dejaría vacunar de bebé (a causa de las defensas), si ahora lo hubiese de hacer, es una pregunta que yo no puedo responder de una forma clara. Algún día hemos de volver al pediatra (sólo para las visitas de control) y el tema volverá a estar encima de la mesa".

Se organizó un gran lío

"1ª Historia: Cuando mi hija tenía dos semanas, tuvimos que ir al pediatra por primera vez, para hacer la primera visita de control, ya que a la comadrona que me asistió en el parto en casa no se le permitía hacer oficialmente los controles de salud del bebé. Me dirigí con mi bebé al consultorio del pediatra, al cual se le heló la sonrisa al verme llevar a mi hijo en un paño portabebés, con el tema parto en casa se volvió más reservado y cuando llegamos al tema vacunal y decirle que yo era enemiga acérrima de las vacunas, se organizó el gran lío. Empezó a caer una lluvia de reproches contra estos padres que no permiten eliminar enfermedades peligrosas y que seguramente nunca han visto morir a un niño de tos ferina o tétanos, etc. No es precisamente que ahora mismo yo haya caído de la luna pero mis argumentos no fueron tenidos en cuenta, para nada, ni siquiera los oyó, ante mis objeciones estaba sordo. Como consecuencia mi pequeño empezó a llorar, ya que además de seguir con el "debate" estaba examinando al niño, ¡como si fuera una mercancía! En todo caso huimos de este consultorio para no volver a dejarnos ver ni un pelo...

2ª Historia: La misma niña estuvo enferma con algo más de tres años y medio. Empezó con resfriado, tos, temperatura elevada, picor en los ojos, todo esto muy fuerte durante tres días. En la cuarta noche empezó a delirar, veía escarabajos y arañas alrededor de la cama y en mi cabello. A la mañana siguiente la fiebre había bajado mucho y por primera vez en muchos días tuvo ganas de comer. Pasó el día bastante bien, pero se estuvo quejando de que el sol la deslumbraba (aunque estaba nublado). A medida que se acercaba el atardecer, empezó a tener temperatura y a la mañana siguiente mostraba como un eccema en cabeza y pecho que iba avanzando con el día de forma que al llegar la noche cubría todo el cuerpo. Cuanto más cubierto estaba el cuerpo, más bajaba la fiebre y a los cinco días se recuperó. Cómo estábamos de contentos todos que sólo había sido el sarampión. Es reconfortante ver como un niño sano puede recuperarse de "una enfermedad evitable" tan peligrosa solamente con Homeopatía. En las siguientes semanas estuvo corporalmente un poco débil, pero psíquicamente había dado un gran salto, ¡como frecuentemente se puede observar en todos los niños después de pasar una enfermedad infantil!

Yo misma soy homeópata y me siento muy satisfecha cuando puedo apoyar y aconsejar a padres en el tema vacunal, pero más hermoso es si se deciden tomar el camino de la libertad vacunal con su hijo".

De todas formas, la responsabilidad es de cada uno

"Nuestra hija tiene ahora diez años y no está vacunada, en absoluto. Entonces nos decidimos por no vacunar por convencimiento y no hemos lamentado hasta ahora nuestra decisión. Al contrario, cuanta más información tenemos del tema más seguros nos sentimos por haber escogido este camino. Seguramente que hay otros factores que cuentan para una buena salud, alimentación sana, movimiento, pero también estar totalmente para el niño, ¡no sólo los dos o tres años primeros!

Nuestra hija nunca estuvo seriamente enferma. Tuvo la tos ferina, la varicela y de vez en cuando algún resfriado con fiebre y tos.

Al contrario de otros niños, ella está muy raramente enferma, y cuando lo está se recupera rápidamente.

Que nosotros no vacunemos, mientras tanto ya lo han aceptado nuestro círculo de amistades, tal vez no nos comprendan completamente, ¡pero nuestra hija es una muestra suficiente de que vamos por el buen camino!

Continuamente estamos conociendo más personas que se deciden por la no vacunación, ¡por convencimiento!

Porque uno se cuestiona este tema y lo observa muy críticamente, la responsabilidad la tiene cada uno, y esto pensamos, muchos padres no la tienen cuando sus niños están vacunados, ¿creen tal vez que es el pediatra el que tomará la responsabilidad?"

Paperas a pesar de estar vacunado

"El tercer niño de nuestra familia, Nico, nacido en 2008 está completamente sin vacunar, los dos primeros (nacidos en 1998 y 2000) fueron vacunados hasta los dos años de acuerdo con el programa vacunal suizo.

Nico es un chico despierto, alegre, el cual si quiere consigue imponer su voluntad, por ejemplo, cuando alguien quiere quitarle algo. Al contrario de sus hermanos mayores habla abiertamente con todos. Puede que esto tenga que ver con su status de "rezagado" (al ser el más pequeño), pero no lo sé seguro. Puede distraerse él solito y ayuda de buen grado en las tareas domésticas.

Nico, como toda la familia, es tratado homeopáticamente. Su desarrollo desde su nacimiento ha transcurrido normalmente. Con tres años ya no usaba pañales, ni de día ni de noche. Al contrario de sus hermanos mucho mayores que él puede retener la orina por varias horas. Con dos años y medio tuvo la varicela (tratado solamente con homeopatía), al recuperarse mostró una gran mejoría en su lenguaje. El único punto con el que tiene más problemas que sus hermanos es en el dormir seguido. De vez en cuando tiene fases que durante la noche me llama o comparece en nuestra habitación. De momento estoy intentando averiguar las causas, tal vez un fallo en la situación de la cama nos obligue a actuar (por este motivo, uno de sus hermanos mayores de bebé tuvimos que cambiar de sitio la cuna, pero no tenemos otra habitación...). Durante la dentición tuvo también problemas de sueño, así como temperatura ligeramente elevada. Nico ha tenido ya algunos problemas de estómago e intestinos (punto débil en la familia), hace poco tuvo una infección con algo de fiebre y dolor de oídos, que tratamos homeopáticamente. No ha tenido que ir nunca al médico por enfermedades.

En comparación con Nico me gustaría hablar brevemente sobre los otros dos niños los cuales fueron vacunados de pequeños. Su hermana después de una vacuna polivalente tuvo una especie de severos escalofríos con fiebre muy elevada, lo que me causó mucho miedo. Cuando informé al médico sobre el caso, manifestó que no era nada grave y que diese a la niña un antipirético. Desde muy pequeña tuve que llevarla repetidas veces al médico por inflamaciones dolorosas del oído las cuales se combatieron casi siempre con antibiótico. Más tarde y particularmente después de ir a la piscina tenía durante días la sensación de que una o las dos orejas estuviesen "cerradas". Con el trato con la otra gente es más bien reservada, tiene fases con irritación de la vejiga así como una gran tensión cuando espera algo o alguien.

Su hermano con medio año (amamantado natural completamente, sin ayuda) fue tratado con antibiótico y cuando iba al jardín de infancia desarrolló una tos irritativa. Tenía siempre la sensación que tenía comezón en la laringe y tosía fuerte, alto y continuado llevándonos más de una vez a toda la familia a la desesperación. Algunas veces parecía mejorar durante pocas semanas, después de las cuales volvía a toser con gran ímpetu. El médico no le pudo diagnosticar nada en concreto y le recetaba jarabe para la tos, lo cual le causaba diarrea. Al final tenía que haberle dado antibiótico pero me resistí. Un día recibió un nuevo medicamento homeopático que le hizo desaparecer la tos. ¡Pero necesitamos mucha paciencia!

En comparación con los dos otros que parcialmente estaban vacunados, Nico tenía unas defensas muy fuertes. Incluso ahora los hermanos mayores están más frecuentemente resfriados o enfermos que él. Si llego a tener otro hijo, lo tengo muy claro, no lo voy a vacunar.

Hace poco que a mi madre le mordió un perro. Tenía un gran miedo al tétanos y quería ponerse la vacuna, lo cual hizo. Poco más de tres días después tuvo una inflamación aguda de la articulación de la muñeca (elevada temperatura y muy hinchada), la cual trató con fuertes medicamentos (cortisona incluida). La inflamación desapareció rápidamente, después cayó en una depresión. Anteriormente había tenido de vez en cuando fases depresivas, pero antes de este suceso hacía muchos meses que no tenía problema alguno. Esto fue para mí muy típico de un proceso post-vacunal que ningún médico declararía como efecto secundario de una vacuna. Por lo demás el año pasado habíamos tenido una empleada cuya hija, completamente vacunada, enfermó de paperas. Su comentario: "Todo el parvulario ha enfermado de paperas, no es ningún milagro". Pero yo me pregunto, si la niña estaba vacunada, ¿por qué diablos se enfermó?"

Lo lavas y lo pelas o lo dejas

"Hijo, catorce años, no vacunado, no tiene alergias, tampoco intolerancias y muy esporádicamente está enfermo, y si lo está es sólo un día con un proceso febril. Se recupera muy rápidamente. Trato todas las enfermedades de la familia por medio de Fitoterapia (espagírica, infusiones, compresas, mezcla de hierbas ayurvédicas, baños), Homeopatía o con flores de Bach. Prácticamente no necesito la medicina convencional.

Hasta ahora él sólo ha tenido la varicela, y yo espero con impaciencia el sarampión, las paperas o la rubéola... El pediatra ya no discute más conmigo, con el tiempo me ha ido conociendo y la aceptación o no de las vacunas ha dejado de ser tema de conversación. En tiempo de colonias con los compañeros de la escuela, fines de semana, etc. informo que el niño no está vacunado y en caso de emergencia necesitarán una autorización firmada por los padres manifestando la aceptación de la vacuna, lo cual hasta ahora no ha originado reacción negativa alguna.

Mi hija de nueve años tampoco está vacunada e igualmente tampoco tiene alergias, tampoco intolerancias y muy raramente está enferma, cuando lo está aparecen dolores de barriga, mareo y vómito. Una buena ayuda es reposo en la cama, infusiones de hierbas medicinales y dedicación.

Del tema viajar en lo que a vacunas y medicamentos se refiere: siempre hemos viajado de vacaciones toda la familia como turistas individuales. También vivimos dos años en Asia junto a nuestros hijos cuando eran todavía pequeños. Ni en los viajes por Asia, América latina o por el Oriente próximo, ni tampoco en nuestras largas estancias en el extranjero hemos tenido problemas de salud (ni siquiera una vez problemas con el estómago e intestinos). Nuestra regla prioritaria fue siempre la Higiene, Higiene e Higiene y la regla férrea en los viajes ha sido siempre "lo lavas, lo pelas o lo dejas". Es cómico pero los problemas con la digestión más bien los tuvimos en Francia o en Alemania. Probablemente el problema residía en que la calidad de los comestibles que se ofrecían no se adecuaba al estándar al cual estábamos acostumbrados y los menús estaban condimentados de una manera poco refinada. Los alimentos frescos y los de la estación son la A y la O de la alimentación, las especies o condimentos para así decirlo son medicamentos derivados de la cocina.

En nuestro botiquín viajero se hallan sobretodo remedios homeopáticos, tiritas y material de vendaje, de primeros auxilios, productos de desinfección y para las urgencias Dafalgan/Benuron, jengibre y cúrcuma así como un sorbo de whisky son excelentes remedios para los viajes.

Con el acceso a agua limpia, potable y la oferta de importantes servicios sanitarios, así como el mantener algunos rudimentarios preceptos de higiene (jabón y lavado de manos) se pueden evitar muchas enfermedades incluso en tiempos de grandes catástrofes y hambrunas. El dinero, que se utiliza en campañas vacunales, a mi modo de ver tendría un gran sentido e utilidad utilizarlo, por ejemplo, en instalar sanitarios en campos de refugiados".

Base valiosa

"Soy madre, de hasta ahora, tres niñas. La mayor tiene diez años, la mediana ocho, y la más pequeña ¡acaba de cumplir los tres meses!

La mayor, lástima, fue vacunada, pero sólo hasta los seis meses. Después de la segunda vacunación tuvo una seria bronquitis masiva, la cual nuestro pediatra trató primero con antibiótico (a causa de los estreptococos) y después con Cortisona. Mientras estuvo tomando la Cortisona, casi que no tosió. Tan pronto se dejó de aplicar la Cortisona, volvió a empezar. Gracias a Dios, el destino obró bien conmigo, y me envió a la que había de ser mi mejor amiga. Ella es homeópata y trató a mi hija.

Quedé maravillada de los efectos. Me recomendó no continuar con las vacunas, lo que a partir de este momento no he hecho más. Paso a paso me he informado sobre el tema y cada vez más he ganado seguridad y convencimiento. Como resumen final toda esta historia me ha llevado a mi camino de vida y me ha mostrado en qué dirección he de seguir. Hice la formación de homeópata y actualmente acompaño cada vez más a niños que a consecuencia de las vacunas sufren de enfermedades crónicas.

Mi segunda hija tuvo la suerte de ir a través de la vida completamente sin vacunar. La diferencia fue muy grande. Mientras que la mayor estaba repetidamente enferma y necesitó largo tiempo para recuperarse completamente, la segunda estaba muy raramente enferma y cuando lo estaba se recuperaba rápidamente. Tenía fiebre más rápidamente que la mayor. Resumiendo: tenía una naturaleza más robusta. Hoy están ambas, gracias a Dios, completamente muy sanas. Cuando en la escuela aparece una ola de gripe, la mayoría de las veces, son mis hijas las únicas que no enferman. ¡Desde hace tres años que no han estado enfermas! Mi pequeña tiene ahora tres meses y está fuerte como un roble. La amamanto completamente y ¡tendrá la gran suerte de que no la vacunaré!

Estoy muy agradecida de que tenga tres hijas tan sanas. No hay nada en la vida que se haya de dar por sobreentendido, por natural, por lógico. Nadie sabe si todo va a salir bien o si siempre se toman las decisiones correctas o vamos a estar siempre sanos. ¡Pero con la decisión de no vacunar tenemos una base muy valiosa y me siento muy satisfecha y segura con esta decisión!"

Liechtenstein

Gracias a la homeopatía

"Nuestros hijos, mientras tanto ya han salido de la fase mayormente sensible de la niñez. Nuestra hija mayor va a cumplir los trece, la segunda tiene diez años, la tercera tiene siete y nuestro hijo, cinco años exactamente.

Ya durante mi primer embarazo teníamos muy claro que nos gustaría un nacimiento en casa. Mi historia anterior estaba llena de experiencias nefastas y dolorosas en hospitales, entre otras a causa de una meningitis, cuando tenía tres años. Este tratamiento me condujo regularmente a que gritase ante los preparativos para recibir repetidamente una inyección, para que ello fuera posible me tenían que sujetar entre varios médicos y enfermeras. Mi trauma hospitalario era perfecto. No quise nunca más en la vida entrar en alguno.

Cada uno de los embarazos, en caso de necesidad dejé acompañarlos homeopáticamente o con medicina naturista, y anteriormente había estado largo tiempo en tratamiento con un buen homeópata. Todo esto fue seguramente una buena situación de partida para nuestros deseos de tener hijos. Todos los cuatro niños han nacido en casa y no recibieron ninguno de los productos profilácticos recomendados, como por ejemplo las vitaminas K o D. Desde el primer día fueron amamantados completamente y por un muy largo tiempo. Con nuestro primer hijo llegamos a hacer hasta la quinta visita de control reglamentaria, lo que en parte resultó ser una manera de tenernos cogidos, ya que al principio sólo teníamos a mano médicos de medicina convencional. Ahora sé exactamente qué medios y argumentos muchos médicos (incluso ante los niños) utilizan sobre el tema vacunal y otros. En todo caso, después, yo me sentía muy mal, a pesar de que de ninguna manera me sintiese insegura o se tambalease la opinión que tenía sobre las vacunas. Sólo que es muy grave experimentar, ante el tema vacunal, como repetidamente las madres se sienten degradadas por su falta de responsabilidad y su forma de actuar cuando no permiten vacunar. Yo me mantuve férrea y busqué personas competentes que me asesoraran y ante las preguntas y problemas me brindaran el apoyo necesario. Por lo general fueron homeópatas muy versados o pediatras muy abiertos.

Mis cuatro hijos desde pequeños han sido acompañados constitucional y miasmáticamente con homeopatía lo que seguramente ha contribuido a su buen estado de salud. Ninguno de los cuatro ha estado hasta ahora seriamente enfermo. Me sorprendo gratamente del buen estado de salud de los cuatro, de su estabilidad y de cómo reacciona su sistema inmunitario ante resfriados y fiebre, y de lo bien que se desarrollan.

Nosotros, padres, y también los abuelos somos alérgicos, lo que es una fuerte predisposición para nuestros hijos. Pero sólo dos de nuestras hijas sufren en primavera/verano de alergia al polen y una mínima alergia a algunos alimentos. El más joven reacciona de vez en cuando con una erupción en la espalda cuando come demasiados frutos secos. Tenemos en casa un gran y bien surtido botiquín homeopático el cual siempre utilizamos en caso de necesidad. Además hay un espray para la nariz de una solución salina que utilizamos cuando hay la nariz tapada a causa de un resfriado y esporádicamente durante la noche como gotas infantiles para la nariz cuando no hay alivio con otros preparados. Para mi hija mayor hay un remedio convencional contra el dolor cuando esporádicamente tiene un fuerte dolor de cabeza. Hasta ahora no hemos utilizado nunca antibiótico y tampoco preparado alguno para bajar la fiebre.

Los tres niños a la vez tuvieron la varicela, la cual

transcurrió sin complicaciones. Unos polvos para suavizar los picores fue lo único que se utilizó, particularmente en las dos niñas mayores para aminorar el picor. El año pasado las dos niñas tuvieron al mismo tiempo inflamación de glándulas (anginas) por primera vez. Fue un drama ya que las niñas no tenían práctica con ninguna clase de dolor. Utilizamos desde el primer momento medidas naturistas y en ambas niñas la mejoría se puso en marcha rápidamente. Ya que mis niños no tenían ninguna experiencia con dolores, en este caso al tragar, les di durante estos días un remedio ligero contra el dolor.

El proceso clásico de una enfermedad se repite cada vez en nuestros hijos. Reaccionan mayormente de forma espontánea con cansancio y fiebre, la cual puede ser muy elevada. Tienen muy poco apetito, mucha sed y una fuerte necesidad de descanso. Cuando eran muy jóvenes podían dormir, cuando tenían fiebre, durante largas horas, se despertaban para beber y se volvían a dormir toda la noche y también el próximo día si tenían fiebre. El proceso transcurría de acuerdo con nuestro homeópata y más tarde con los remedios homeopáticos adecuados. Al día siguiente nuestros hijos parecían otros. Reforzados por el proceso de la enfermedad o simplemente recuperados con nueva energía empezaban el día como si no hubiese pasado nada.

A mí estas experiencias siempre me han desconcertado mucho. Estoy contenta y muy agradecida que durante estos trece años haya sido la experiencia tan positiva y tengo muy claro que esto no es ninguna casualidad. Veo muy claro el motivo en el sistema inmunitario sano de una persona que no ha sido vacunada y en el tratamiento integral o tratamiento del motivo de la enfermedad y también de los síntomas. Mi agradecimiento va particularmente dirigido a la homeopatía, con la cual he podido experimentar milagros".

Inglaterra

Se trata de dinero

"Cuando mi hijo vino al mundo, me sentía muy insegura y encontraba difícil decidirme pro o contra las vacunas.

Mi marido estaba totalmente al 100% en contra, estaba también convencido que para mí, como madre, era muy importante estar segura de que mi decisión era la correcta. Me hizo partícipe de su opinión, pero nunca me sometió a presión, me dijo que la decisión estaba en mis manos. Después de reflexionar largamente y hablar con muchas personas, amigos, conocidos y familia. Todo esto más bien aumentó mis dudas y mi inseguridad. Muchos reaccionaron negativamente, lo cual hizo aumentar mis miedos. Otros me transmitieron una impresión negativa.

Particularmente con mi madre fue muy grave. Me telefoneaba casi cada día sollozando, para convencerme de que dejara vacunar a mi hijo. Era muy emotiva, ya que estaba convencida que los niños no vacunados tenían unas posibilidades de vida muy limitadas.

Personalmente yo era de la opinión que dejar vacunar a un hijo tiene un sentido racional. Al fin y al cabo, pensaba yo, han de haber pruebas de que esto es lo mejor, sino no lo harían todos. No obstante, tenía una impresión totalmente negativa sobre el particular y soy de la opinión que este sentimiento no se ha de ignorar.

O sea que empecé a investigar. Quería estar segura, indistintamente de la decisión que tomase ésta había de tener una base sólida y no que dependiera de ideas de otros.

Me dirigí a mi médico para que me informara de los hechos que hablan a favor de la vacunación. Tengo una relación muy buena con mi médico y estoy convencida que es una persona inteligente. Sólo me pudo decir que según las investigaciones médicas las vacunas son efectivas, que él había dejado vacunar a sus hijos. A la pregunta de si había pruebas estadísticas de que las vacunas son realmente efectivas no me pudo responder. Sobre el tema de los efectos secundarios tampoco realmente pudo responder satisfactoriamente.

En mi búsqueda a través de Internet encontraba repetidamente la indicación de la importancia que tiene vacunar a los niños, porque si no pueden reaparecer graves enfermedades. Yo esto lo encontré increíble, ya que creía que a través de la adopción de medidas higiénicas y mejor alimentación las enfermedades contra las cuales se vacuna, por descontado cada vez aparecen menos. Además no encuentro correcto intentar convencer a las personas por medio del miedo. Por lo que no estaba convencida.

Como siguiente tarea intenté buscar hechos contra la vacunación. Lástima, al principio sólo encontré historias extremas sobre niños que después de la vacunación habían fallecido o tienen gravísimos defectos e historias de personas que eran muy emotivas. Como he dicho antes, soy un poco escéptica cuando noto que alguien intenta manipular a otro con el miedo. Además ninguna de las historias tenía una buena base.

Pero no desistí, ya que hasta aquí no podía tomar ninguna decisión responsable. Después de otros intentos de búsqueda encontré la página www.impfschaden.info. Finalmente algo, que para mí tenía sentido. Estadísticas, las cuales prueban que las enfermedades contra las cuales se vacuna ¡ya antes de introducir las vacunas estaban en descenso!

Por mi propia experiencia estaba completamente convencida de que el organismo humano si está fuerte y dispone de un buen sistema inmunitario puede, por sí mismo, vencer todas las dificultades. Yo sabía que con una alimentación sana, homeopatía y otros remedios naturales, se puede llegar a conseguir mucho.

Después de reflexionar largamente tomé finalmente la

decisión de no dejar vacunar a mi hijo. Hube de asumir muchas críticas pero también recibí el apoyo de muchas personas. Lastimosamente, después fue cada vez más difícil hablar con otros sobre el tema lo que hizo que poco a poco intentase evitarlo. Aún me sentía un poco insegura. No obstante, me mantuve fuerte en mi decisión y veía a mi hijo que semana tras semana y después mes tras mes y finalmente año tras año, crecía robusto, grande y fuerte y esto, naturalmente me daba fuerza y confirmaba mi decisión.

Mi hijo ahora tiene casi ocho años. Realmente enfermo no lo ha estado nunca. De vez en cuando un ligero resfriado o un virus estomacal. Tiene fiebre durante un día y al siguiente ya está sano. Aún no le hemos dado nunca ningún tipo de medicina. Tiene un sistema inmunitario tan bueno que todo lo que coge lo combate en corto tiempo. Incluso cuando tiene fiebre está contento y activo. Cuando en la escuela hubo la varicela tuvo un par de pústulas. De todas formas no fueron muchas y rápidamente se curaron. Según un examen de bioresonancia tiene un estómago sensible, una ligera intolerancia a los productos lácteos y su aparato respiratorio es algo sensible. Pero esto le influye muy poco. Es muy alto, deportista, en buena forma y muy bueno en la escuela. Si alguna vez hemos estado ambos enfermos, él siempre se ha recuperado más rápido.

En Brighton (Reino Unido), donde vivimos, hay, mientras tanto, algunos padres que se deciden por no vacunar. He oído muchas experiencias parecidas, hasta ahora. Particularmente una amiga me ha dado información que me ha convencido aún más. ¡Los jóvenes están mucho más raramente enfermos!

He llegado a la conclusión de que las vacunas son puro negocio y estoy muy satisfecha de haber dado a mi hijo la posibilidad de desarrollarse completamente normal".

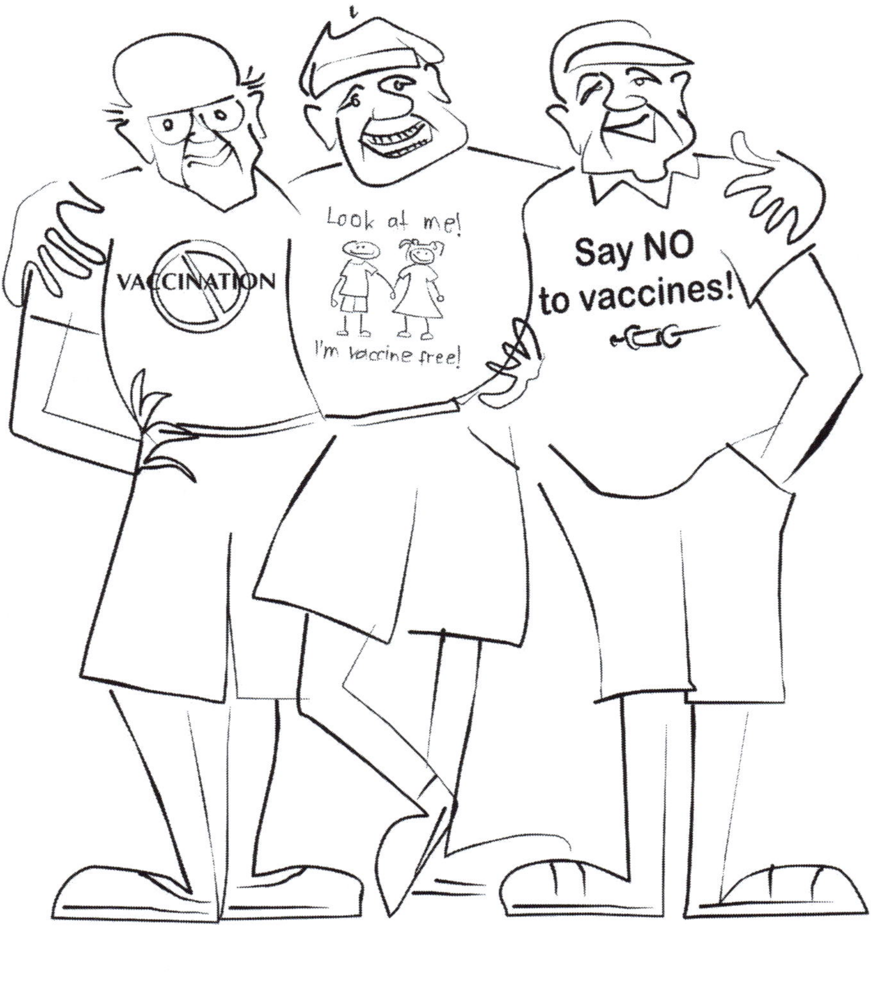
VACCINATION
Look at me!
I'm vaccine free!
Say NO
to vaccines!

USA

Evitar la contaminación de la sangre, la llave de la buena salud

"Soy un adulto de 74 años de edad, que nunca fui vacunado de niño. Tengo dos hermanos de 70 y 76 años, ninguno de los cuales fueron sometidos a la vacunación. Ninguno de nosotros hemos tenido ninguna enfermedad grave ni hemos pasado tiempo en un hospital. Nunca me han puesto una vacuna contra la gripe o cualquier otro tipo de vacuna. La buena salud es ante todo un don de Dios, pero también depende en gran medida de la forma en que cuidamos de nuestros cuerpos. Parte de esa atención es asegurar que no hay contaminación o intoxicación de la sangre".

Savannah y la objeción de conciencia

"La historia de Savannah comenzó hace 18 meses. Savannah es un regalo del amor de Dios, que nos ha traído a través de la adopción. Ella nació el 8 de septiembre de 2010 en San Antonio, TX. Nació de una madre que tomaba varios medicamentos psiquiátricos. Pedí a la madre natural que se abstuviera de permitir la administración de la vacuna Hep. B para Savannah después del nacimiento. Ella estuvo de acuerdo conmigo, así que preparé un documento en el que decía que ella como madre natural, no quería que su hija recibiera la vacuna de la Hep. B y le dieron este papel a su médico. Yo estuve presente en el hospital cuando el doctor le preguntó por qué no quería que recibiera la vacuna de la Hep. B. La madre biológica se mantuvo firme y se opuso a la administración. Yo le dije al doctor que estaba ejercitando mi objeción de conciencia ya que TX tiene la Exención de Conciencia y el médico rápidamente acepto mi decisión como madre adoptiva. Una vez que llegamos a casa en Pensacola, FL, fuimos a la clínica de salud pública y nos dieron la Exención Religiosa. Lo que era muy fácil de hacer. Nos aseguramos de incluir una copia en nuestro archivo de la agencia que realiza las visitas, después de la colocación en el FL. La agencia en Texas aceptó nuestra decisión y están de acuerdo que todos los padres tengan el derecho a elegir.

La niña nació con el tordo (afta o úlcera que se forma en la superficie interior de la boca). Su pediatra, que es pediatra integrativo/holístico, dice que el tordo es de nacimiento, contagiado por la madre, porque actualmente, las mujeres jóvenes llevan levadura en alta cantidad en el cuerpo. Le di probióticos fuertes, especialmente hechos para bebés y se curó. Savannah es una niña muy brillante. Está ansiosa de aprender y capta diariamente nuevas cosas rápidamente. Ella tiene una memoria como un elefante, es muy fuerte y puede correr bastante rápido. Ella ha estado enferma sólo un par de veces. Las dos veces que se enfermó, fueron casos de diarrea. Ambas veces se contagió donde había estado jugando, en Jamboree. Se curó con rapidez y no tuvo ninguna complicación. Probablemente fue el Rotavirus, porque estaba bastante mal, pero ahora ya no lo tiene y tiene inmunidad natural. Ella ha tenido sólo dos resfriados en los 18 meses de vida. Mi hija siempre ha tenido síntomas normales de resfriado y siempre se ha sanado rápidamente. Ella nunca ha tenido ni una infección de oído. Sus rasguños y moratones siempre se han curado muy rápidamente también. Savannah le encanta aprender y utilizar palabras nuevas diariamente. Ella coordina muy bien y le encanta patear balones y lanzarlos con precisión. Ella no le tiene miedo al agua. Mi hija ama a su manta y ama a su familia. Reconoce a los extraños. Ella tiene una imaginación aguda. Parece mucho más alerta que muchos de sus compañeros. Ella ha elegido el nombre para varias de sus muñecas. Savannah nunca ha estado en una guardería, ella es un bebé que se queda en casa. Ella entrará a la guardería de la iglesia. Sé en mi corazón que he tomado la decisión correcta de no vacunar".

Preocupada por si se enteraban

"Mi hijo nunca ha sido vacunado. Él es el más joven de cinco hijos, pero sus hermanos mayores y una hermana si fueron vacunados, porque antes de que nacieran yo nunca había investigado los problemas con las vacunas. No me di cuenta que había problemas con las vacunas hasta que mi matrona me habló del tema cuando estaba embarazada de él. Yo había ido anteriormente a los obstetras y tuve mis partos en los hospitales (Su nacimiento fue el mejor, ¡pero eso es para otra historia!). Sus hermanos estaban frecuentemente enfermos, sobre todo con infecciones del oído. Mi hijo NUNCA ha tenido una infección de oído. Pocas veces ha estado enfermo, en absoluto y nunca ha ido a un médico. Él es muy tranquilo, cariñoso e inteligente. Él nunca ha tenido dificultades de aprendizaje o problemas de hiperactividad. Puesto que nunca ha ido al médico, nunca he tenido que lidiar con su terapia de presión para vacunar. En la noche me recostaba despierta, preocupada de que de alguna manera se enterarían y tratarían de alejarlo de mí. También me preguntaba si yo estaba equivocada de alguna manera o si mi hijo contraería alguna enfermedad horrible. Ahora tiene 13 años de edad y ninguno de mis temores se han materializado".

A los pocos minutos aparecieron convulsiones

"Tenemos 2 hijos, uno que tiene 6 años y otro que tiene casi 3. A los 6 meses de edad, nuestro hijo mayor tuvo una convulsión dentro de los 20 minutos después de recibir la vacuna de DPT. Aunque el doctor pediatra negó reconocer que la vacuna fuera la causa de las convulsiones, decidimos evitar todas las demás vacunas y nunca más vacunar de nuevo. Esta experiencia aterradora nos ha llevado a leer un montón y de pensar bien las cosas, así como la opción de no vacunar a nuestro segundo hijo. Ambos hijos son niños muy sanos, en comparación con sus amigos y compañeros. Ellos nunca se han enfermado de gripe o tos ferina. Ni siquiera se enfermaron de las otras grandes enfermedades que están asociadas altamente con los vacunados. Esas enfermedades son muy fáciles de contagiarse rápidamente entre los vacunados. Soy un firme creyente en la salud quiropráctica, y he visto cómo la buena salud de la columna vertebral afecta directamente el bienestar de los niños. También soy un firme creyente de que nosotros como padres sabemos cuáles son las mejores opciones para nuestros niños, y que las grandes empresas de Farmacia, no tienen ningún interés, en absoluto. ¡Estoy muy agradecido por la buena salud de mis hijos, y por el increíble cuidado alternativo que está ahí!"

Tres generaciones sin vacunar

"Soy una madre de 3 hijos que no han sido vacunados. Tampoco yo estoy vacunada, al igual que mi madre y los padres de ella. Pasé mis años de crecimiento oyendo a los adultos discutir el tema de la vacunación, me enteré de las relaciones difíciles con las escuelas, estaba bastante consciente de las decisiones de mi familia. Cuando empecé a tener mis hijos, comencé a investigar cada enfermedad y cada vacuna. Mi marido y yo elegimos no vacunar. No podría estar más cómoda con nuestra decisión. Algunas enfermedades sí que me asustan, pero también me asustan las vacunas. De cualquier manera que usted vea el futuro desconocido da miedo. Además de no vacunar, como familia elegimos vivir un estilo de vida sana y saludable (los bebés fueron amamantados y de niños les dimos alimentos integrales sobre todo). Buscamos remedios naturales cuando es necesario y también quiropráctica. Entre los tres chicos (edad 7, 5 y 3 meses) sólo han habido unas cuantas infecciones del oído de corta duración (1-2 días), no hay ni un caso de gripe pero si una tos leve. Los mayores han tenido varicela y estoy agradecida por eso. Cuando yo era una niña tuve un caso menor de varicela, el sarampión, la rubéola y la parotiditis. Estas enfermedades de la infancia me han hecho más saludable, igualmente también han ayudado a pasar la inmunidad a mis hijos".

Decidimos retrasar las vacunaciones indefinidamente

"Tengo 3 hijos de 7, 5 y 2 años que nunca han sido vacunados. Elegimos simplemente retrasar la vacunación cuando nació nuestro primer hijo, pero a medida que fue creciendo tuvimos más hijos y decidimos retrasarla indefinidamente. ¡Ellos desde que eran pequeños han sido muy saludables! Nunca han tenido infecciones de oído o cualquier otra de las enfermedades "típicas" que ocurren en la infancia. Cuando eran bebés ellos si han tenido, cada uno, un fuerte resfriado, pero ahora rara vez se enferman. Y cuando están un poco mal (esto ha sucedido una vez en los últimos 9 meses) que consiste en sentirse cansados por un día o dos y la nariz tapada por el mismo tiempo. Aunque siempre elegimos remedios naturales y comida sana para fortalecer sus cuerpos, estamos plenamente convencidos de que al no vacunar, hemos mantenido su sistema inmunológicos funcionando correctamente y saludablemente. En un mundo de los antibióticos, ¡los chicos nunca han tenido una dosis! Nosotros optamos por educar a nuestros hijos en casa, lo que les ayuda a no estar bombardeados con gérmenes diariamente. Pero por lo mismo y con frecuencia, estamos fuera de casa en la ciudad y a menudo entran en contacto con niños de su edad, que por lo general, siempre están sufriendo de una nariz que moquea o vómitos, especialmente durante el invierno y primavera. Mi hijo de 7 años de edad, tiene una fuerte intolerancia a los alimentos que contienen gluten y a los lácteos. Lo descubrimos cuando tenía 3 años, nos dimos cuenta que tenía graves síntomas digestivos. Mi hijo menor de casi 2 años tiene una reacción a los huevos, le causan eccema. Sus intolerancias de comida me hacen, aún más, agradecer que no les hayamos vacunado. He leído y creo totalmente en la conexión del intestino/cerebro. Si de recién nacidos, hubiéramos seguido las recomendaciones de vacunar a nuestros hijos, siguiendo el calendario recomendado, no tengo ninguna duda de que ahora estaríamos viendo serios problemas psicológicos o neurológicos. De lo único que tenemos que preocuparnos cuando estamos fuera, es del frío de vez en cuando o en dónde encontrar buena comida vegetariana. ¡Estamos muy contentos con nuestra decisión de no vacunar!"

¿Por qué repetir el mismo error?

"Después de que mi hija, que ahora tiene 8 años, sufriera unas reacciones adversas a sus vacunas, decidí dejar de vacunarla cuando tenía un año y medio. Creo que sus vacunas fueron responsables de las múltiples alergias que ella sufre, alergias alimentarias, eczema y asma. Después de investigar mucho, decidí no seguir dándole el resto de las vacunas. Mi hijo nació en 2006 y no tiene ningúna vacuna. Aunque sentía que las vacunas eran la causa de los problemas de mi hija, al mismo tiempo, estaba asustada por no vacunar a mi hijo. Siempre me enseñaron que las vacunas eran seguras y por lo cual, en un tiempo pasado, negar las vacunas no habría sido para mí una opción adecuada. Pero después de una cuidadosa consideración, decidí que probablemente era mejor no vacunar a mis hijos.

Recapacitando seguí adelante con esta decisión. Mi hija ha mejorado mucho y mi hijo es el más saludable que conozco. Vivimos en una comunidad militar con muchos niños. Yo diría que al menos en el 90% de las viviendas del cuartel hay niños de distintas edades. Siempre hay alguna enfermedad dando vueltas, a veces se trata de un virus estomacal o un problema respiratorio. La mayoría de los niños de la escuela pierden varios días de clase al año por estas enfermedades. Desde New Hampshire, mi hijo ha estado yendo a la guardería desde la edad de 18 meses. Él nunca dejó de asistir un día a la guardería por enfermedad. Es común en todos los grupos que por lo menos uno o dos niños no estén, sobre todo durante los meses de invierno, debido a las enfermedades. Él nunca ha tenido que ser atendido por un médico a excepción de los controles y chequeos para la escuela y, una vez cuando tenía 10 meses de edad por una candidiasis oral, de la cual me culpo, a causa de mi dieta (en aquel momento estaba amamantando). Nunca ha tenido una infección de oído. Ha vomitado varias veces en los últimos años, pero vomita una vez y se le pasa la enfermedad. Si alguna vez tiene una temperatura elevada, le aumento la ingesta de líquidos, hago que descanse y al día siguiente ya se ha recuperado.

Ahora el asiste al jardín de infancia, en la escuela pública. Nunca ha perdido un día de clase, mientras que mi hija ha perdido al menos cinco. Él está siempre cerca de niños que están enfermos y rara vez le moquea la nariz. Últimamente, un resfriado envió a una niña al hospital durante dos semanas, se le diagnosticó el virus RSV. El grupo de niños y de adultos con quienes mis niños tenían a su alrededor estaban enfermos. Mi hijo también se contagió, pero sufrió principalmente de congestión nasal y en el plazo de una semana se curó. Una semana después, los otros niños estaban aún luchando contra el frío. Mi hijo no sufre de alergias, ni asma y tampoco de problemas de la piel. Él es un niño muy feliz y brillante. En el estado de New Hampshire, estaría en edad preescolar, pero en California han recortado la edad para entrar al jardín de infancia, así que él tenía 4 años cuando empezó en el jardín de infancia. Hace progresos en lectura y en matemáticas. Creo que gran parte de los problemas que causan las vacunas no sólo afectan la salud física del niño, sino también su salud mental. Mi hija, con todas sus alergias, el eczema y las incomodidades resultantes, le cuesta concentrarse y le ha afectado en su trabajo escolar. Cuanto más veo a mi hijo que rara vez tiene problemas con su salud, más cómoda y satisfecha estoy con la decisión de no vacunar. Todavía tenemos que ir al médico para el control y los chequeos, ya que me pueden echar un rapapolvo y tratar de hacerme sentir culpable. "Usted se sentiría muy mal, si él se contagiara de alguna enfermedad que se pudiera prevenir mediante vacunas". Me entra por un oído y me sale por el otro, porque me sentiría aun peor, si él se llegase a enfermar por dejar que le vacunaran, ya que puede paralizar el sistema inmune en nombre de la "protección". He visto lo que las vacunas le han echo a mi hija...y ahora ella está viviendo con estos problemas de salud de por vida. ¿Por qué repetir el mismo error?"

Escandalosamente ignorado por la profesión médica

"Mi hijo Nikolai, ahora de 14 años, nunca fue vacunado. Yo doy gracias a Dios porque, mientras estaba embarazada, un amigo mío me dio un libro llamado "A Shot in the Dark", de Harris Coulter y Barbara Joe Fisher. El libro ofrece una historia extensa sobre el tema del programa americano de vacunación y sus terribles consecuencias en la salud del vacunado. Esta introducción a la problemática de la vacuna fue para mí como una explosión oportuna. Esto me indujo a leer mucho sobre el tema vacunal. Al pensar en el nacimiento y la vida de mi hijo en la cuerda floja, lo que quería era saber la verdad. Lo que descubrí fue que era imposible conseguir la verdad de los principales periódicos, revistas o en consultorios médicos. Todos ellos están en la nómina de las empresas de drogas en una forma u otra. Así que me tomé el tiempo para leer lo que resultó ser unos veinticinco libros y cientos de artículos.

Cuando se acercaba el tiempo de dar a luz me encontré con una declaración que ayudó a sellar mi decisión. Un famoso pediatra estadounidense y autor de libros sobre vacunas, el Dr. Bob Sears, señaló que en el propio sitio web de la Asociación Médica Americana, la dosis máxima recomendada para la exposición de un niño al hidróxido de aluminio fue dada como 2'5 microgramos. Sin embargo, la dosis vacunal de la hepatitis B, habitualmente dada a los recién nacidos en los hospitales, contiene la asombrosa cantidad de 250 microgramos de hidróxido de aluminio! ¡Lo que es un nivel de exposición de 1.000%!

En otras palabras, no sólo es de sentido común sino que está escandalosamente ignorado por la profesión médica, pero no hace falta hacer un montón de trabajo de detective, para ver que algo está terriblemente mal.

Antes de que Nick naciese, yo di a las enfermeras y médicos del hospital un "Documento firmado", que estipulaba que no se había de dar ninguna vacuna o inyección, ¡en absoluto! (por si acaso yo estaba inconsciente en cualquier momento) y a partir de ese día sólo he trabajado con médicos que cumplen con mi filosofía antivacunal.

Me complace informar de que nunca he tenido un médico contrario a mi posición.

Mi investigación me ha convencido de que las vacunas han hecho poco o nada para prevenir la enfermedad a corto plazo y aumentan considerablemente el riesgo de enfermedad a largo plazo, enfermedades crónicas, enfermedades auto-inmunes, daños neurológicos y problemas de aprendizaje.

Yo amamanté a mi hijo y posteriormente le di una dieta orgánica. También evitamos procesados y comidas rápidas, gaseosas, azúcar blanco, antibióticos e incluso medicamentos de venta libre. Dejé que Nick jugara al aire libre, en el barro, y permití a los cachorros que le lamiesen su cara. He utilizado agua y jabón para los cortes o abrasiones. Permitiendo la exposición a insectos y gérmenes y evitando medicamentos, Nick ha desarrollado un sistema inmunológico brillante que creo ha de ser patrimonio de la mayoría de los niños. ¡Si se les permitió que lo pudieran desarrollar!

Bueno, el resultado con el tiempo es que Nick es el niño más saludable que conozco! Nunca ha dejado de asistir varios días a la escuela por causa de enfermedad. Excepto por un raro frío, cuando tenía 6 años de edad por varicela. Nunca ha tenido una infección de oído, no tiene alergias, y puede estar en una habitación llena de niños enfermos - ¡y no contagiarsele nada!

Creo que se debe a la ausencia de estas vacunas que ha conseguido lograr su mejor marca personal, física y académicamente. Nick está en el 9 º grado ahora, en todas las clases ha obtenido las mejores calificaciones.

En cambio, mi hermano tuvo su única hija a la que vacunaron con todas las vacunas. Hoy ella tiene alergias graves y se enferma continuamente. Tenemos que tener mucho cuidado con lo que come.

Mi convicción personal es que el gobierno federal no debería estar en el negocio de la práctica de la medicina. Demasiados niños han sido perjudicados de forma permanente por el programa federal de vacunas preventivas.

Por último me gustaría decir que nunca he tenido dificultad alguna para registrar a mi niño no vacunado en escuelas públicas, escuelas privadas o campamentos. Todos los 50 estados toman una o todas las 3 excepciones para escuelas y campamentos: filosóficas, médicas o religiosas. He utilizado una exención religiosa para toda la vida en la escuela de Nick. La renuncia puede ser descargada desde el sitio/web de Centro de Información Nacional de Internet: www.nvic.org.

Nunca me arrepentiré de mi decisión de ser un padre informado, y gracias a Dios tengo un niño feliz y saludable para demostrarlo. (PD: Tengo casi 57 años, y Nick no ha tenido más que un frío durante toda la vida! Pero también hemos rechazado todas las vacunas)."

A pescar "viruelas locas"...

"Después de hacer una enorme cantidad de investigaciones sobre las vacunas y hablar con nuestro pediatra, decidimos centrarnos en mantener fuerte el sistema inmunológico de nuestro hijo en lugar de la vacunación y, ahora, estamos viendo los frutos. Nuestro hijo tiene ahora nueve años y siempre ha sido muy sano, sin infecciones de oído, sin asma, sin alergias. Ocasionalmente tiene algún resfriado. (Y siempre se recupera en unos pocos días).

Cuando pedimos información a nuestra pediatra sobre la tos ferina (pertussis), entonces había una pasa, nos dijo que todos los niños que habían estado enfermos habían sido vacunados contra ella. Los niños que no habían sido vacunados contra la tos ferina, ¡no enfermaron! Estamos esperando para exponer a mi hijo a la varicela a una edad temprana, cuando es más leve y le da una inmunidad natural de por vida, como hicieron conmigo cuando era un niño y mi madre me llevó a una "fiesta de viruelas locas".

España

Una respuesta agria y airada

Así se expresa un padre de familia de la provincia de Barcelona:

"Mi mujer y yo seguíamos ya una medicina no convencional cuando ella quedó embarazada. Eso nos hizo plantear si queríamos tratar a nuestra hija también con remedios de naturopatía y homeopatía como hacíamos nosotros. La respuesta fue afirmativa. En este contexto las vacunas no tenían espacio, pero decidimos informarnos todo lo que pudimos para tomar la decisión al respecto de la forma más consciente posible. Comprobamos que sólo el hecho de preguntar sobre la efectividad y los posibles efectos secundarios de las vacunas en los centros médicos públicos y otros privados provocaba una respuesta agria y airada hacia nosotros por atrevernos a cuestionar el "dogma vacunal". En parte, esta actitud nos ayudó a tomar la decisión definitiva de no vacunar de nada en absoluto a nuestra hija. Esta acción nos procuró críticas familiares, de amistades, de médicos, etc., etc. Optamos por un pediatra antroposófico para que nos ayudara a cuidar de la salud de nuestra hija. Todos los tratamientos que hubo que seguir fueron consensuados con él y siempre estuvieron dentro del ámbito de la naturopatía y la homeopatía. Tuvimos que hacer el seguimiento de dolencias típicas de su edad (otitis, gripes, etc…). Conforme la niña crecía fuimos ganando en autonomía y las visitas al pediatra se fueron espaciando cada vez más hasta que llegó un momento en que sólo fueron necesarias en contadas ocasiones.

Fuimos muy criticados en los primeros años de vida de nuestra hija, incluso fuimos excluidos de una guardería porque nuestra hija no estaba vacunada pero estamos convencidos, principalmente por los resultados obtenidos, que escogimos la opción adecuada. Incluso nuestra hija, que de pequeña se vio presionada, excluida e interpelada en ocasiones por el hecho de no estar vacunada, hoy en día reconoce que su actual buen estado de salud tiene que ver con el hecho de no haberla vacunado, con la dieta que tuvo y con el cariño que le dimos. Esta opinión de nuestra hija nos llena de alegría y nos reconforta después de años de lucha a contracorriente.

Animamos a todos los padres y madres que quieran a que defiendan lo que crean correcto para sus hijos independientemente de lo que indique la opinión mayoritaria y que no se asusten de nadar a contracorriente si fuera necesario. Es importante que uno se sienta en paz y tranquilo con las opciones que toma en su vida".

¡Ni profilaxis, ni vacunas, ni gaitas!

"Me llamo Marta, tengo 43 años, una hija de cinco años y un niño de tres.

Mi marido y yo nos casamos muy jóvenes, queríamos tener hijos, nuestra situación económica nos lo permitía, pero fue pasando el tiempo y yo no me quedaba embarazada, hasta que al final llegó Ana por inseminación artificial y Luis, dos años más tarde.

Los médicos nos habían ayudado mucho, teníamos a Ana gracias a ellos y les teníamos mucha confianza por lo que cuando tocó vacunar, porqué les teníamos mucha confianza, se vacunó de todo lo que nos indicaban. A medida que se iba introduciendo más y más química la salud se resentía, Ana no era una niña sana, cada dos por tres tenía una cosa u otra.

Poco después de quedarme embarazada de Luis fuimos a vivir unos meses a Suiza, tuve que buscar médicos para Ana, para mi marido, para mi embarazo... La mujer de uno de los socios de mi marido nos aconsejó una homeópata que en aquellos momentos era muy conocida... Sencillamente, me encantó. En la sala de espera tenía un mueble con muchos libros y revistas y así empezó todo. La confianza que tenía en los médicos se esfumó al ir acumulando más y más información. Y Ana mejoró muchísimo su salud gracias a la Homeopatía.

¡Ah! y cuando nació Luis... ¡ni profilaxis, ni vacunas, ni gaitas! Y Luis es un niño sano, despierto, inteligente, no está nunca enfermo y le da cien vueltas a su hermana, a pesar de ser dos años más joven".

Observo los estragos que causan

"Cuando hace un par de semanas supe que se recogían informes sobre la salud de niños no vacunados no me lo pensé dos veces.

En casa éramos tres hermanas, yo soy la más pequeña, mucho más joven que las otras dos. Mis hermanas están también casadas, tienen hijos, todos vacunados, de la cabeza a los pies. El mayor de mis sobrinos es tan sólo cinco años más joven que yo.

Mi marido es profesor de autoescuela, yo soy maestra de educación infantil, tenemos un hijo de tres años que no hemos permitido vacunar. Por mi profesión observo frecuentemente los estragos que causan las vacunas.

Mis familiares, inicialmente, no aceptaron el hecho de que no quisiéramos vacunar, pero desde que han comprobado en la salud de mi hijo las ventajas de la no vacunación, se han querido informar y lamentan no haberlo hecho antes de permitir vacunar a sus hijos.

Mi hijo es el más joven de toda la familia y también el más listo y el más sano. Cuando está enfermo pasa la enfermedad durmiendo y sin comer nada, sólo bebe agua y algunas infusiones sin azúcar que le preparo, en dos días se recupera perfectamente y algunas veces en una noche.

Enfermedades infantiles no ha tenido porque desde un principio no le he dado ningún lácteo de vaca, sólo leche de almendra, preparada en casa. También con la alimentación de toda la familia soy muy precavida".

El padre de mi esposa es médico alopático

Soy profesor de enseñanza primaria. Estoy casado con una jurista, tenemos tres hijos, una niña y dos niños.

Cuando tuvimos a nuestra hija mi esposa la quería vacunar, ya que su padre, médico convencional, así se lo aconsejaba.

Yo tenía referencias muy negativas, en parte por las experiencias vividas con mis alumnos y alumnas. Pero mi esposa se encontraba entre la espada y la pared. No entraba en razón ni escuchaba mis explicaciones. Opté por recoger literatura y dársela a leer, al mismo tiempo hablé con mi padre político, parece ser que mis argumentos, o mi tono, le debieron parecer lo suficientemente convincentes para decir a su hija que era mejor que no hiciese vacunar a la pequeña. Tampoco vacunamos a los dos niños que vinieron después.

Problemas con el parvulario o la escuela no ha habido ya que desde el primer día les informamos de nuestra posición".

Todos supimos del fiasco de las vacunas

"Soy Montse, la pequeña de cinco hermanos; me casé cuando ya estaba rodeada de sobrinos y sobrinas por todas partes, todos vacunados. Con uno de ellos, pocos días después de recibir una vacuna, hubo serias complicaciones. Todos nos movilizamos y claro, la verdad no tardó en descubrirse y toda la extensa familia supimos del fiasco de las vacunas.

Cuando tuve a mis hijos ya ni nos planteamos la posibilidad de vacunar. Toda la familia y amigos han dejado de vacunar. Por otra parte tanto con los parvularios como con las escuelas a las que los niños han asistido, no ha habido problema alguno, todos han aceptado nuestra forma de actuar. Tampoco con el pediatra al cual previamente habíamos escogido por su buena fama en esta cuestión.

He de remarcar que nuestros hijos se destacan dentro de nuestra familia por ser los más sanos y los más listos".

Residencia de cuidados especiales

Hace ya muchos años que empezó el problema, fue muy largo, mejor dicho, aún no ha terminado. Está sin solución.

Me casé por primera vez muy joven y enamorada. Han pasado más de treinta años. Mi marido era mucho mayor que yo. Al poco tiempo quedé embarazada, tuvimos un niño, lo vacunamos como mandaban las normas. Después de la segunda vacunación se empezaron a notar los cambios: alteración del sueño, no terminaba el biberón como tenía por costumbre, constantemente lloraba, casi podía decirse que era un maullido sinfín, su mirada que antes era brillante y vivaz se volvió opaca, sus rasgos iban cambiando a medida que avanzaban los días, no aguantaba la mirada, rápidamente sus ojos se fijaban en un punto indeterminado sin ni siquiera pestañear.

Fueron pasando los meses, el niño no progresaba, las visitas a médicos de diferentes especialidades se hicieron frecuentes, muy frecuentes, durante un período muy largo, después se fueron espaciando ya que una solución al problema de mi hijo cada vez que salíamos de una consulta se veía más lejana.

Los reproches y discusiones entre mi marido y yo buscando un culpable se hicieron demasiado frecuentes y agresivos hasta que llegó el momento que el matrimonio se rompió.

Fue un período muy triste a pesar de contar con la ayuda de mis padres y mis hermanos.

Con siete años decidimos entre todos ingresar a mi hijo en una residencia de cuidados especiales, en la cual aún está. Pronto cumplirá treinta años y se le ha de cuidar como si fuera un bebé.

Yo había interrumpido los estudios de medicina para casarme. No me encontraba con la predisposición de continuar estos estudios, mi confianza en los médicos se había esfumado por completo al saber en realidad que lo que había pasado era resultado de las vacunas. Decidí hacer la formación en Naturopatía durante la cual conocí a un compañero de estudios con el cual hoy comparto mi vida. Tenemos dos hijas como dos soles, naturalmente sin vacunar. Nunca han estado enfermas. Ahora tienen 19 y 21 años. Tomamos una alimentación muy cuidada y tampoco mi pareja como yo estamos nunca enfermos y por descontado no nos vacunamos".

Anexo I

Encuesta sobre el estado de salud de niños no vacunados

El 29 de Diciembre 2010 empezó en www.impfschaden.info y en la página inglesa www.vaccineinjury.info una encuesta sobre el estado de salud de niños no vacunados. Hasta finales de setiembre 2012 habían participado más de 17.000 personas, en las páginas alemanas más de 4.400.

A continuación pueden encontrar la valoración de las encuestas que han entrado en www.impfschaden.info.

Los no vacunados proceden en gran parte de Alemania, seguidos por Austria y Suiza. En la gráfica 1 pueden ver la distribución de los países.

1. Distribución por países

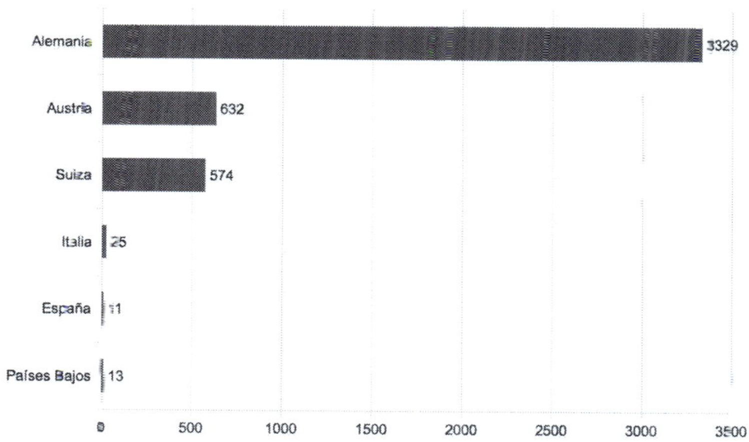

Edad y sexo

La distribución por sexos está muy calibrada (Gráfica 2) y el grupo representado con más frecuencia se halla situado entre los 0 y los 2 años. Le sigue, en cantidad, el grupo entre 3 y 4 años, seguido del grupo entre 5 y 6 años (Gráfica 3). Esto muestra que en los últimos años, cada vez hay más familias que se deciden por no vacunar a sus hijos.

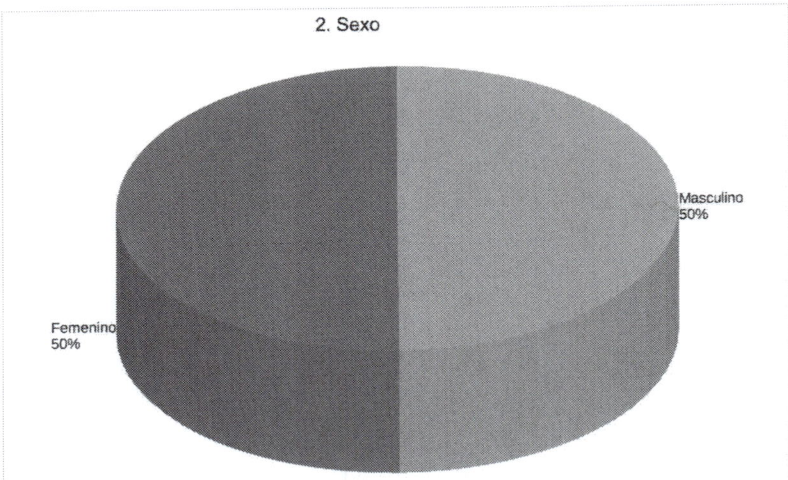

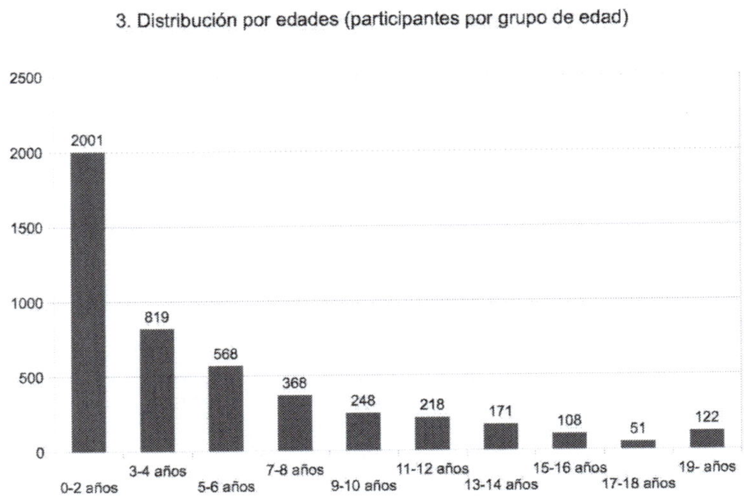

¿Amamantado?

Los niños en la mayor parte estuvieron amamantados más de seis meses, casi el 20% entre tres y seis meses, el 7% hasta el tercer mes de vida y el 6'4% menos de un mes. Sólo el 3% de los encuestados no fueron en absoluto amamantados (Gráfica 4).

4. Duración de la lactancia

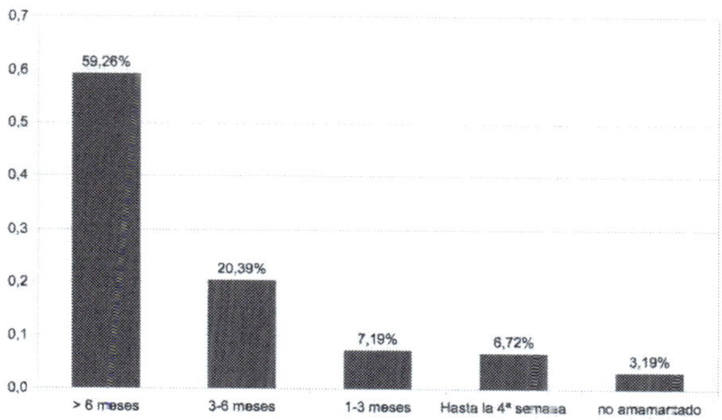

Métodos prioritarios de tratamiento

Los padres manifestaron que sus métodos prioritarios de tratamiento son la homeopatía y la medicina naturista. Sólo cerca de un 6% indicaron la medicina convencional. En el apartado de métodos habituales de tratamiento el método más frecuente es la toma de complementos alimenticios (Gráfica 5)

5. Métodos prioritarios de tratamiento

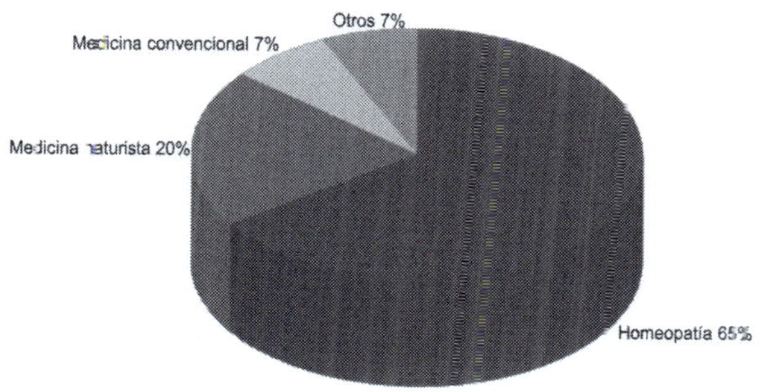

Motivos para no vacunar

Más del 99% de los padres están muy satisfechos con su decisión de no vacunar. Los motivos por los cuales no vacunaron a sus hijos fueron resultado de una exhaustiva explicación sobre el tema vacunal (Gráfica 6), esto quiere decir que la decisión de no vacunar se tomó después de una larga reflexión y no apoyada en desconocimientos o por pertenecer a un determinado grupo. Más del 20% de los encuestados manifestaron que por motivo de una reacción vacunal en la familia o en el círculo de conocidos, no vacunarían más.

6. Motivos para no vacunar

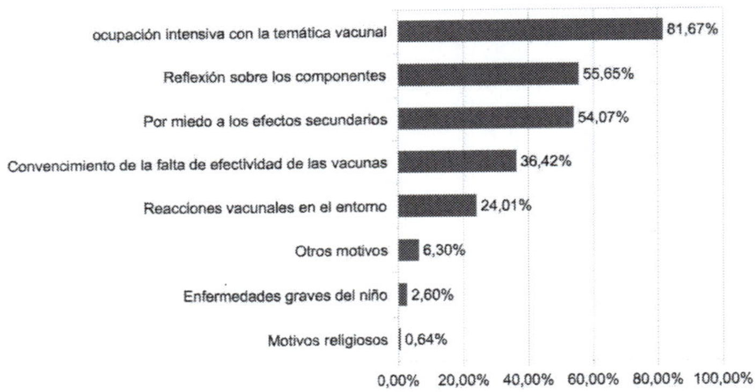

Estado de salud de niños no vacunados

El estado de salud de los niños no vacunados se diferencia considerablemente del estado de salud de los niños vacunados.

Como datos de comparación sirven los resultados del estudio KIGGS (http://www.kiggs.de). El estudio KIGGS fue elaborado por el Instituto Robert Koch desde Mayo 2003 hasta Mayo 2006 en, conjuntamente, 167 ciudades y pueblos, totalizando 17.641 participantes, para recabar información del estado de salud de los niños alemanes. Si bien la encuesta de www.impfschaden.info no es directamente comparable con el estudio KIGGS, se observan ciertamente diferencias en las enfermedades que se consultan (Gráfica 7).

7. Comparación vacunados – no vacunados

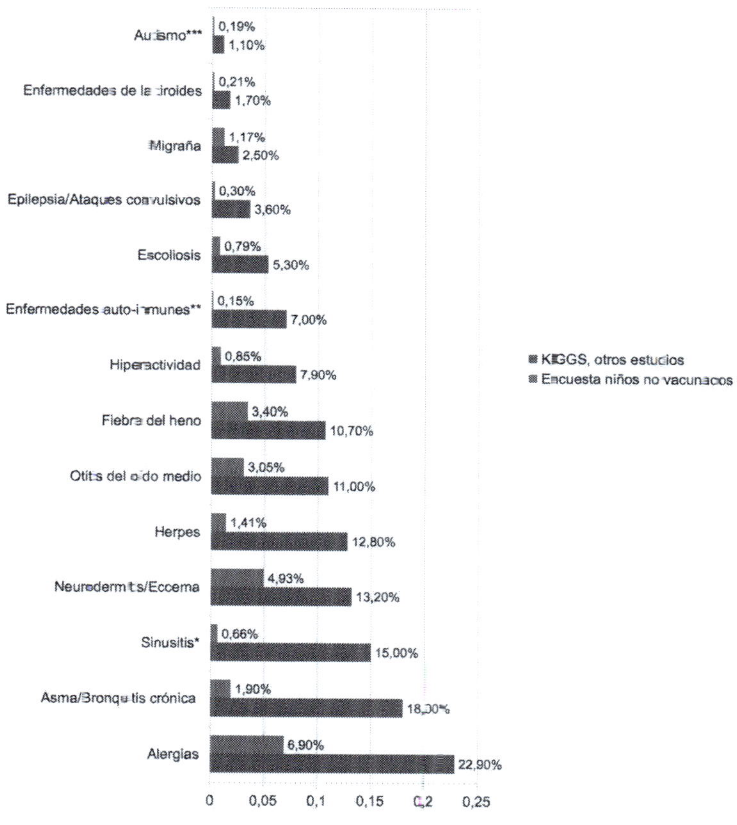

*http://thorax.bmj.com/content/55/suppl_2/S20.full.pdf

**National Institut of Health

***Jon Baio, Prevalence of Autism Spectrum Disorders – Autism and Developmental Disabilities Monitoring Network, 14 Sites, United States, 2008, March 30, 2012 / 61(SS03); 1-19

Para más valoraciones pueden visitar, por favor, las páginas de nuestras webs www.impfschaden.info o www.vaccineinjury.info.

Anexo II

Red Española de Información sobre Vacunas

Miembros de referencia

Esther Sagredo
c/ Zabálbaru, 4, 1ª
48010 Bilbao
esther.sagredo@terra.es

Juan Manuel Marín
Albacete
doctormarinolmos@gmail.com

Coral Mateo (veterinaria)
Gijón
coralmateo@telefonica.net

Miembros de la red

Rosa Montserrat Ferré
43203 Reus
rosa.montserrat@yahoo.es

Angel Reija
c/ Curtidores, 3
40002 Segovia
Tel. 921441995
hara@wanadoo.es

Asociación Titània-Tascó
c/ Llibertat, 47, baixos
Barcelona
Tel. 934266559
pepidominguez_8@hotmail.com

Belén Igual
Paseo del Norte, 26
28290 Las Matas
Tel. 913690546
belen_igual_diaz@hotmail.com

Carmen Marcos
Amesti, 16 3º pl. Dep. 7
48990 Guetxo
Tel. 944604046
zuazquita59@yahoo.es

Gemma Baulíes
Cartella, 79 esc. A entlo. 4ª
08031 Barcelona
Tel. 933400652
gemmabaulies@gmail.com

Jesús Gil Moreno
c/ Vara de Rey, 44 5º B.
26002 Logroño
Tel. 941255273
jesusgilmoreno@yahoo.es

Joaquín Peleteiro
c/ Poador, 53
07340 Alaró
Tel. 971208766
joaquinramonpe@yahoo.es

Karmelo Bizkarra
Zuhaizpe-Las Casetas
31177 Arizaleta
Tel. 948542187
zuhaizpe@zuhaizpe.com

Coro Goitia
c/ Zabálbaru, 4, 1ª
48010 Bilbao
Tel. 944213499
jtorrezabal@terra.es

Mª Trinidad Ribero
c/ Portugal, 26 6º C
03003 Alicante
Tel. 965923742
mtriberado@coma.es

María Fuentes
Ap. Correos, 268
11630 Arcos de la Frontera
Tel. 956231211
mariafuentes3@yahoo.es

Rocío Ruz
Sevilla
Tel. 954160885
rocioruz@gmail.com

Pablo Saz
c/ Miguel Labordeta, 43 3º B
50017 Zaragoza
Tel. 976320920
pablosaz@unizar.es

Pedro Arangüena
c/ Celso Emilio Ferreiro, 5
36203 Vigo
Tel. 986416321
pap232000b@hotmail.com

Roberto González
c/ Félix Latasa, 14 pral. A
50006 Zaragoza
Tel. 976359538
roberto_gonzalez@infonegocio.com

Sónsoles Barco
c/ Bolonia, 4 entlo. Dcha
50008 Zaragoza

Carlos Dequero
Manacor
Tel. 971564981
cde1@comib.com

Anna Pla
c/ Valencia, 472 3º 3ª
08013 Barcelona
Tel. 932458863

Marenostrum
c/ Fontanella, 16. pral
08010 Barcelona
marenostrum@comb.es

Gema Lérida
Murcia
Tel. 647797990
gemalerida@yahoo.es

Ramón Argudo
c/ Plaza San Antolín, 4, 1º
30005 Murcia
ramonargudo@yahoo.es

Àngels Codina
Andorra
Tel. 376865850
Llamar de 21 a 21:30h.

Almudena Moreno
Los Madroños
12594 Castellón
Tel. 974760658
Tel. 646308307

Carlos Morales
carlosaugustomorales@hotmail.com

Begoña Villavicencio
Tenerife
hecatee69@hotmail.com

Concepción Argüelles
Tenerife
conchaprendes@gmail.com

Hannah Bruderer
(Comadrona homeópata)
Ponferrada. León
Tel. 687617445

Gunda Paulin
(Homeópata)
Zamora. (capital)
Tel. 622292629
esenciamia@gmail.com

Eloy García de Simón
(Osteópata. Fisioterapeuta)
Valladolid (capital)
eloygarcias@gmail.com

Andrés Ursa
(Médico)
Valladolid (capital)
Tel. 983308314

Juan José Nuñez
(Médico)
Vigo. Pontevedra
Tel. 986424152
Tel. 669126040

Jose Martinez
Badajoz
martinezpescador@gmail.com

Red Española de Tratamiento Homeopático de Efectos Postvacunales

Dr. Jesús Albillo
Tel. 951033754
Málaga

Dr. Gerardo Angulo
Tel. 944 234 149
Bilbao

Dr. Pedro Arangüena
Tel. 986 416 321
Vigo

Dr. Anselmo Barandiarán
Tel. 943 004 704
Donosti (Guipúzcua)

Dra. Caterina Bonnin
Tel. 971 728 179
Palma de Mallorca

Dr. Andreu Forteza
Tel. 971 206 566
Palma de Mallorca

Dra. Chus García
E-mail: chus.garcia@ya.com
Madrid

Dra. Begoña Garcia-Calvo
Tel. 915 718 113.
Madrid

Dra. Coro Goitia
Tel. 945 175 905. Vitoria
Tel. 944 213 499. Bilbao

Dr. Isidre Lara
Tel. 971 206 566
Palma de Mallorca

Dr. Juan Manuel Marín
Tel. 932 457 575
Albacete

Dra. Margalida Miquel-Gomara
Tel. 971 760 272
Esporles. Mallorca

Dr. Joan Mora
Tel. 972 202 803
Girona

Dra. Montse Noguera
Tel. 934 191 716
Barcelona

Dr. Joaquim Peleteiro
Tel. 971 206 566
Palma de Mallorca

Dra. Esther Sagredo
Tel. 944 213 499
Bilbao

Dr. Rodolfo de la Torre
Tel. 922 288 524
Sta Cruz de Tenerife

Dra. Anna Vallés
Tlf: 932 850 035
Barcelona

Anexo III

Otras ediciones de VIDA SIN VACUNAS

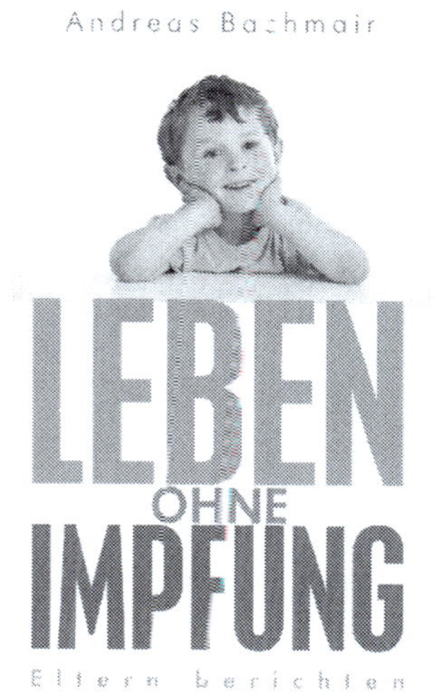

Edición alemana (2012)

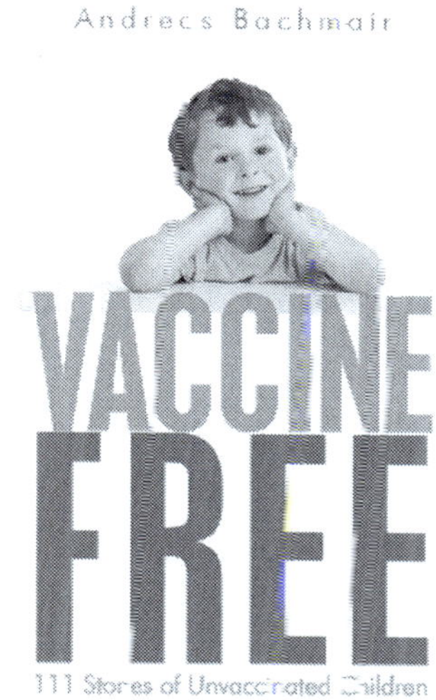

Edición inglesa (2012)

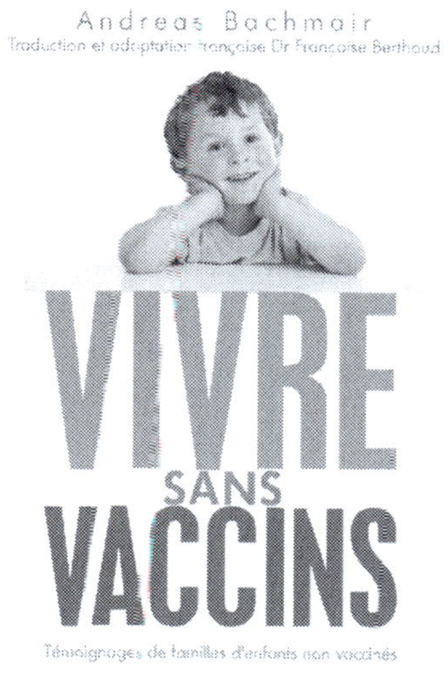

Edición francesa (2013)

El nuevo libro de niños

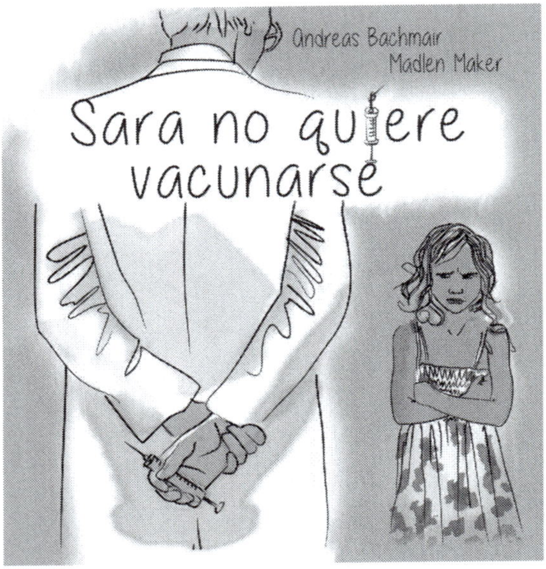

Sarah se alegra muchísimo de la excursión con los escoltas. Pero hay un problema. No tiene carnet vacunal y tampoco se quiere vacunar. A pesar de ello... ¿podrá ir de excursión o se habrá de quedar en casa?

Este libro está dedicado a todos los niños y a sus padres, hará que aprendan a tratar críticamente el tema de las vacunas y no acatar a la ubicua propaganda vacunal a la que nos quieren someter. Los padres que no permiten vacunar a sus hijos, han tomado esta decisión después de una cuidadosa consideración, porque están convencidos de que las vacunas hacen más daño que bien. La decisión de no vacunar no es fácil para muchos, ya que a menudo es criticada, es como intentar avanzar contra viento y marea... Espero que a vosotros, queridos padres, este libro os pueda traer un poco más cerca el tema tan controvertido de la vacunación de vuestros hijos.

17398774R00139

Printed in Poland
by Amazon Fulfillment
Poland Sp. z o.o., Wrocław